P L ROSILIN K
K RAWAN KUMAR
B VEERENDRA PRASAD

CAD CAM EM FPD

P L ROSILIN K
K RAWAN KUMAR
B VEERENDRA PRASAD

CAD CAM EM FPD

Revolucionar a precisão e a eficiência na prótese fixa

Imprint

Any brand names and product names mentioned in this book are subject to trademark, brand or patent protection and are trademarks or registered trademarks of their respective holders. The use of brand names, product names, common names, trade names, product descriptions etc. even without a particular marking in this work is in no way to be construed to mean that such names may be regarded as unrestricted in respect of trademark and brand protection legislation and could thus be used by anyone.

Cover image: www.ingimage.com

This book is a translation from the original published under ISBN 978-620-8-11639-2.

Publisher:
Sciencia Scripts
is a trademark of
Dodo Books Indian Ocean Ltd. and OmniScriptum S.R.L publishing group

120 High Road, East Finchley, London, N2 9ED, United Kingdom
Str. Armeneasca 28/1, office 1, Chisinau MD-2012, Republic of Moldova, Europe
Printed at: see last page
ISBN: 978-620-8-23742-4

Conteúdo

CAPÍTULO 1

O CAD/CAM no domínio da medicina dentária e da prótese dentária é utilizado para melhorar a conceção e a criação de restaurações dentárias, que incluem coroas, facetas, inlays, pontes fixas, implantes, próteses (removíveis ou fixas) e aparelhos ortodônticos. As tecnologias CAD/CAM podem aumentar a velocidade dos processos de conceção, precisão e inserção. A génese do Desenho Assistido por Computador/Fabrico Assistido por Computador (CAD/CAM) ocorreu durante a década de 1950. Depois de a Força Aérea dos EUA ter desenvolvido um sistema de defesa aérea utilizando gráficos em meados da década de 1950, o PRONTO foi subsequentemente introduzido como a primeira utilização comercial da programação de sistemas utilizando controlos numéricos. A primeira introdução comercial do CAD/CAM ocorreu no final de 1962, quando o Auto-trol foi utilizado para fabricar um digitalizador [1].

A introdução do CAD/CAM na medicina dentária teve lugar durante a década de 1980. Os primeiros dispositivos CAD/CAM introduzidos foram o CEREC (Sirona) e o Procera (Nobel Biocare). A primeira geração de CAD/CAM (CEREC) foi concebida para fabricar restaurações cerâmicas inlay e onlay imediatas em consultório. Os resultados iniciais da tecnologia CAD/CAM pareciam muito prometedores, mas exigiam um tempo excessivo para o fabrico. O Dr. Duret foi o pioneiro no domínio do desenvolvimento do CAD/CAM dentário. A partir de 1971, começou a fabricar coroas com a forma funcional da superfície oclusal, utilizando uma série de sistemas que começavam com uma impressão ótica do dente pilar na boca, seguidos do desenho de uma coroa ideal tendo em conta o movimento funcional e da fresagem de uma coroa utilizando uma máquina de fresagem controlada numericamente. Mais tarde, desenvolveu o sistema Sopha, que teve um impacto no desenvolvimento de sistemas CAD/CAM dentários em todo o mundo.

O Dr. Moermann desenvolveu o sistema CEREC®. Tentou utilizar a nova tecnologia num consultório dentário, clinicamente ao lado dos pacientes. Mormann desenvolveu o conceito clínico de inlays cerâmicos colados, levantando ao mesmo tempo a questão do fabrico rápido de restaurações cerâmicas. Desenvolveu planos para um fabrico CAD/CAM de restaurações de cerâmica no consultório, especificamente para permitir ao dentista completar uma ou várias restaurações de cerâmica numa única consulta.

O Dr. Andersson foi o criador do sistema Procera[2] . Tentou fabricar copings de titânio através de erosão por faísca e introduziu a tecnologia CAD/CAM no processo de restaurações com facetas de compósito. Esta foi a aplicação de CAD/CAM num procedimento especializado como parte de um sistema de processamento total. A primeira geração de hardware e software de computador oferecia uma visão bidimensional (2-D) limitada das imagens digitalizadas. A capacidade do disco rígido não era capaz de armazenar o grande volume de dados necessário para uma visualização tridimensional (3-D). A evolução da tecnologia informática de apoio ao longo do tempo resultou no desenho e fresagem em consultório de coroas completas e restaurações cerâmicas de unidades múltiplas com um elevado nível de qualidade. Como resultado, os sistemas de digitalização e fresagem CAD/CAM tornaram-se uma realidade clínica prática, o que permite ao profissional de medicina dentária produzir restaurações em consultório. Os sistemas CAD/CAM recebem uma entrada de vídeo, manipulam a imagem e orientam um dispositivo de fresagem controlado por computador que fabrica uma restauração final. Embora a simulação por computador possa produzir um resultado final mutuamente aceitável, apenas o dentista pode determinar se existe um plano de tratamento que possa obter esses resultados.

CAPÍTULO 2

Revisão da literatura

Rekow et al (1991)[3] afirmaram que a adaptação das coroas produzidas por CAD/CAM (CERCON) era comparável às coroas produzidas com condições de moldagem ideais. As vantagens deste sistema consistiam no facto de não serem necessárias impressões, o que poupava tempo ao dentista na cadeira e eliminava o fator de assepsia entre o campo operacional do doente-dentista e o trabalhador do laboratório dentário.

Taiji S et al (1995)[4] avaliaram a utilização do sistema CAD/CAM (CAMM- 3, Roland DC, Tóquio) para fabricar próteses dentárias. Adquiriram dados de uma forma típica de coroa, que foram armazenados e depois aplicados à preparação do dente com imagens. A oclusão foi estabelecida a partir de um registo interoclusal estático e de um registo de trajetória gerado funcionalmente. Estes dados fornecem o desenho para uma restauração de coroa completa a ser fabricada por maquinação assistida por computador (CAM). Assim, toda a coroa foi eficientemente projectada utilizando o programa de computador desenvolvido.

Harry D et al (2000)[5] avaliaram a adaptação marginal e o desempenho clínico a curto prazo dos revestimentos de porcelana CICERO, CEREC e Proceraonlays. As medições das margens de chanfro e bisel pelo sistema CICERO foram precisas (erro <4%) e exactas. O desenho de preparação do onlay proposto cumpriu os requisitos para o mapeamento ótico tridimensional pelo sistema CEREC. Para as medições da superfície pela sonda de contacto Procera, a orientação da ponta em direção à superfície da preparação foi crítica, e foi necessário aplicar cera para suavizar as margens internas. Os espaços marginais médios para os núcleos CICERO, CEREC e Procera nos troquéis de pedra foram 74 pm, 85 pm (SD 40) e 68 um, respetivamente. Não se registaram grandes diferenças estatísticas entre os sistemas utilizados.

Albert Mehla et al (2004)[6] estudaram os efeitos da estabilização de restaurações cerâmicas CAD/CAM (unidade Cerec II Siemens, Bensheim, Alemanha) em cavidades MOD alargadas. De acordo com os resultados do seu estudo, afirmaram que os inlays de cerâmica eram preferíveis aos inlays de compósito na restauração de cavidades MOD alargadas. A ocorrência de espaços marginais foi menor nestes casos, e a resistência dos dentes restaurados aproximou-se da dos dentes saudáveis, mesmo após carga de fadiga. Nestes casos, as incrustações de cerâmica CAD/CAM colocadas no consultório pareciam ser particularmente adequadas, porque a colocação desta restauração imediata e final eliminava o risco de fratura que ocorreria quando se colocava uma restauração provisória. Nos casos em que as espessuras das paredes são extremamente finas (cerca de 1,3 mm ou menos), observou-se uma menor estabilidade e uma pior qualidade marginal. Nestes casos, a restauração com onlays pode ser preferível.

S. Reich et al (2005)[7] estimaram a adaptação clínica de próteses parciais fixas de três unidades em cerâmica pura, geradas com o sistema CAD/CAM (Cerec Inlab). Afirmaram que a adaptação das coroas geradas por CAD/CAM era menos exacta nas regiões internas do que na área marginal. Também confirmaram que era possível utilizar o CAD/CAM dentro dos limites para obter uma boa adaptação clínica com as vantagens de materiais padronizados homogéneos.

M. Herrguth et al (2005)[8] efectuaram um estudo para examinar se as coroas fabricadas a partir de blocos maquináveis alcançariam uma estética aceitável e se estas poderiam competir com a estética das restaurações obtidas através da técnica de estratificação individual. Concluíram que, independentemente do método de fabrico, as coroas eram esteticamente aceitáveis em todos os pacientes. Os valores médios para a técnica de estratificação e para as restaurações maquinadas (Sistema CerecTM) não diferiram significativamente. Dentro dos limites deste estudo, ficou documentado que os blocos maquináveis podem atingir resultados esteticamente satisfatórios.

Carl J. D. et al (2007)[9] avaliaram o tratamento de um paciente edêntulo com a tecnologia CAD/CAM (SURETM). Afirmaram que, com a tecnologia CAD/CAM ilustrada no seu relatório para os pilares maxilares, os clínicos e os laboratórios dentários comerciais não necessitarão de inventar ou encomendar vários pilares, uma vez que todos os pilares, à exceção de um, foram concebidos por computador e fresados à medida a partir de peças em bruto de liga de titânio. No entanto, houve limitações com esta tecnologia em termos de paralelismo (os implantes têm de estar a uma distância de 30°

entre si) e tem de haver pelo menos 1 mm de tecido mole peri-implantar para permitir a maquinação dos pilares CAD/CAM.

Paolo .V et al (2008)[10] realizaram um estudo para determinar a taxa de sucesso de próteses dentárias fixas posteriores de unidade única com copings de zircónia gerados com dois sistemas CAD/CAM (Grupo P Nobel Biocare e sistema Lava grupo L. 3M ESPE) em comparação com FDPs posteriores de unidade única de porcelana fundida em metal (PFM) após 5 anos de função. Não encontraram qualquer diferença estatisticamente significativa no resultado clínico dos FDPs de zircónia-cerâmica de ambos os grupos (P e L). Os FDPs posteriores unitários de metal-cerâmica foram avaliados durante 5 anos e os dados clínicos mostraram que os dois grupos de FDPs de zircónia-cerâmica tendiam a ter problemas clínicos mais frequentes. Por esta razão, todas as variáveis clínicas e técnicas relacionadas com a utilização de FDPs de zircónia-cerâmica gerados com sistemas CAD/CAM devem ser cuidadosamente consideradas antes de todos os procedimentos de tratamento.

Florian B et al (2008)[11] avaliaram a capacidade de carga de próteses dentárias fixas posteriores de três unidades (FDP) produzidas com três materiais de estrutura totalmente cerâmicos diferentes que são alumina infiltrada com vidro (ICA), alumina infiltrada com vidro reforçada com zircónia (ICZ) e zircónia policristalina estabilizada com ítria (YZ) utilizando o programa CAD (cerec 3d). Concluíram que os Fpd's feitos de YZ tinham uma tendência significativamente maior para a falha, enquanto que não foi encontrada qualquer diferença entre os outros dois materiais. Como implicação clínica deste estudo, a alumina infiltrada com vidro reforçada com zircónia não deve ser utilizada como uma subestrutura para FDP posteriores, uma vez que não apresentou um aumento significativo da capacidade de suporte de carga em comparação com a alumina infiltrada com vidro. Em vez disso, deve ser utilizada zircónia policristalina estabilizada com ítrio devido à sua resistência superior.

Philip L. T et al (2008)[12] efectuaram um estudo para determinar se existia uma diferença significativa entre as aberturas marginais verticais de restaurações fundidas, restaurações com desenho assistido por computador e restaurações com maquinação assistida por computador (KaVo USA). Foram criados dez moldes de trabalho a partir de um único molde mestre e foram utilizados para fabricar dez restaurações em cada um dos seguintes grupos: (CAD/CAM), WAX/CAM e WAX/CAST. As restaurações de titânio CAD/CAM foram fabricadas utilizando os módulos de desenho de cicatriz e coroa do sistema KaVo Everest. As restaurações de titânio WAX/CAM foram fabricadas utilizando a técnica de digitalização dupla com o sistema KaVo Everest. Os copings WAX/CAST de alta nobreza foram fabricados utilizando a técnica convencional de fundição por cera perdida.

No seu estudo, foram retiradas as seguintes conclusões:

1. Não houve diferença entre os espaços marginais verticais dos grupos CAD/CAM e WAX/CAM.

2. A técnica WAX/CAST resultou em espaços marginais verticais mais pequenos do que a técnica CAD/CA ou WAX/CAM.

Moustafa N. et al (2008)[13] avaliaram a resistência de ligação à microtensão e a energia de impacto da fratura de restaurações de zircónia revestidas com CAD (sistema CYRTINA). Afirmaram que não existia uma diferença significativa na resistência de ligação à microtensão entre a zircónia e as facetas (39 MPa). Assim, o revestimento CAD é um método fiável para revestir restaurações de zircónia.

Kyu-Bok et al (2008)[14] avaliaram a precisão do ajuste marginal e interno entre as coroas totalmente em cerâmica fabricadas por um sistema convencional de dupla camada (coifas e coroas Procera) de desenho assistido por computador/fabricação assistida por computador (CAD/CAM) e um sistema de camada única (Cerec 3D). Afirmaram que as discrepâncias marginais das coifas Procera eram significativamente mais pequenas do que as das coroas Procera e das coroas Cerec 3D, mas as coroas Procera e as coroas Cerec 3D não diferiam significativamente umas das outras. Dentro das limitações deste estudo, o sistema de camada única demonstrou uma adaptação marginal e interna aceitável.

Julia G. W et al (2009)[15] determinaram as taxas de sobrevivência clínica a longo prazo de restaurações de dente único fabricadas com tecnologia de fabrico assistido por computador (CAD/CAM). Afirmaram que as taxas de sobrevivência a longo prazo para restaurações CAD/CAM de dente único Cerec 1, Cerec 2 e Celay parecem ser semelhantes às convencionais. Não foram encontrados, aquando da pesquisa, estudos clínicos ou ensaios clínicos aleatórios sobre outros sistemas CAD/CAM utilizados na prática clínica com relatórios de acompanhamento de 3 ou mais anos.

Carlos et al (2009)[16] avaliaram um caso de reabilitação oral de um caso de amelogénese imperfeita em que foram fabricadas coroas de zircónia totalmente sinterizada em CAD-CAM (Kavo Everest)? Afirmaram que a reabilitação clínica de um caso de amelogénese imperfeita é um desafio e que é necessária uma abordagem multidisciplinar. A utilização de coroas de zircónia de cerâmica pura CAD/CAM foi uma excelente opção para restaurar a estética dentária, uma vez que a cobertura de zircónia opaca pode ocultar pilares discrómicos e as coroas têm biocompatibilidade e propriedades físicas melhoradas.

Tao J. et al (2009)[17] avaliou o efeito da curvatura da linha de acabamento na adaptação marginal de coroas CAD/CAM totalmente em cerâmica (sistema Cercon) e coroas metalo-cerâmicas. Os dados obtidos no seu estudo permitiram tirar as seguintes conclusões.

1. A curvatura da linha de acabamento do pilar não teve um efeito significativo na adaptação marginal de todas as coroas de cerâmica CAD/CAM.

2. A curvatura da linha de acabamento do pilar teve um efeito significativo na adaptação marginal das coroas de metal-cerâmica.

3. Os espaços marginais das coroas metalo-cerâmicas foram menores do que os espaços marginais das coroas totalmente em cerâmica.

M. Kibi et al (2010)[18] efectuaram um estudo para clarificar a viabilidade e utilidade de um sistema CAD de desenho assistido por computador (DS-Styling NK- EXA) com análise de elementos finitos (FEA) para a disposição de dentes molares em RPD unilateral de base de extensão distal. Concluíram que a distribuição de tensões na mucosa do rebordo residual foi igualada no modelo dentes artificiais-sela-mucosa do rebordo residual utilizando este sistema. Este sistema pode ser uma ferramenta clinicamente útil para o desenho de RPDs se for possível adicionar o desenho de retentores e conectores guiado por FEA.

Gregori MK (2010)[19] estudou a exatidão, durabilidade e precisão das supra-estruturas de implantes utilizando CAD/CAM. Afirmou que as próteses de implante CAD/CAM (Compartis ISUS Dentsply Prosthetics, York) proporcionaram estruturas mais fortes do que as técnicas tradicionais de fundição ou soldadura/laser. A porosidade foi eliminada no metal ou nas áreas potencialmente fracas observadas nas próteses fabricadas tradicionalmente, proporcionando uma melhor durabilidade a nível clínico. Do ponto de vista do laboratório, sendo a mão de obra o maior custo do fabrico de próteses, a subcontratação do fabrico da estrutura ajudou o laboratório a controlar os custos e a melhorar a margem de lucro, ao mesmo tempo que fornecia trabalho de alta qualidade aos seus profissionais.

Os resultados deste estudo sugerem a possibilidade de este sistema ser uma ferramenta útil na disposição de dentes artificiais na posição ideal em situações clínicas. Poderá contribuir como uma ferramenta educacional no curso de graduação e pós-graduação em prótese dentária.

Arne F et al (2010)[20] avaliaram a adaptação e os parâmetros biológicos das FPDs de cerâmica de titânio CAD/CAM (Everest CAD/CAM System (KaVo)) após 3 anos em função. Concluíram que as FPDs CAD/CAM em cerâmica de titânio sobreviveram na boca dos pacientes sem complicações de maior durante 3 anos, no entanto, o risco de fratura da porcelana foi relativamente elevado, e as FPDs CAD/CAM em cerâmica de titânio não comprometeram os parâmetros biológicos durante o período de observação.

Andreas Ender et al (2011)[21] avaliaram a eficiência de um modelo matemático na geração de coroas parciais CAD/CAM (Biog.CAD) com uma base de dados convencional (software Cerec 3D CAD Conv.CAD) com morfologia dentária natural. Afirmaram que o modelo biogenérico do dente proporcionou uma proposta rápida e totalmente automatizada de morfologias de coroas parciais com elevada naturalidade. Poderiam ser possíveis mais melhorias no contacto proximal, bem como nas superfícies vestibular e lingual. Para além disso, a implementação de mais dentes adultos e maduros desgastados no modelo dentário biogénico faria sentido para alcançar a eficiência funcional.

Alireza K et al (2011)[22] avaliaram e compararam o espaço marginal, a adaptação interna e a carga de fratura de inlays mesio-ocluso-distais (MOD) de cerâmica de vidro reforçada com leucite fabricados por desenho/fabrico assistido por computador (CAD/CAM cerec in lab). Concluíram que as restaurações inlay de cerâmica de vidro reforçada com leucite fabricadas pelo CEREC inLab (CAD/CAM) proporcionam uma adaptação marginal e interna clinicamente aceitável com cargas de fratura adequadas após a cimentação.

Phillip et al (2011)[23] avaliaram a utilização de sistemas CAD CAM para melhorar a integridade marginal das restaurações de zircónia. Concluíram que a precisão marginal das próteses parciais fixas de zircónia de quatro unidades dependia significativamente da rota de processamento utilizada. As restaurações feitas com produção CAM/CAM (CERCON CAM) mostraram uma precisão marginal significativamente melhor do que as restaurações fabricadas através de um sistema apenas CAM. As FDPs feitas pelo sistema CAD/CAM (CERCON) do laboratório mostraram a melhor precisão marginal média de todas as vias de processamento investigadas.

Masayuki Takaba et al (2012)[24] estudaram a prótese dentária fixa suportada por implantes e a estrutura à base de zircónia utilizando a tecnologia cadeam (Decsy Digital Process Ltd Kanagawa Japan). Afirmaram que as FDP fabricadas com este sistema têm maior resistência do que as FDP com porcelana de revestimento na estrutura de zircónia preparada pela técnica laboratorial manual convencional. Foi relatado que as lascas e as fracturas da porcelana eram causadas pelos métodos convencionais de estratificação e fusão da porcelana, o que poderia resultar em defeitos internos. Em contraste, a maquinação de blocos de porcelana utilizando o sistema CAD/CAM pode criar coroas que mantêm um elevado nível de resistência sem defeitos internos.

Thomas V. et al (2012)[25] investigaram a retenção de restaurações CAD/CAM (CEREC 3D) em cerâmica pura em diferentes pilares de implantes pré-fabricados, utilizando diferentes cimentos. Dentro das limitações deste estudo in vitro, concluiu-se o seguinte:

1. Dos cimentos testados, o Temp Bond NE e o Improv Temporary Cement foram os que permitiram uma maior recuperação.

2. A força de retenção das restaurações cimentadas com ionómero de vidro modificado por resina foi mais próxima da dos "cimentos temporários" do que da dos cimentos permanentes de resina adesiva.

3. Embora a área de superfície do pilar fosse importante, a sua importância diminuiu quando foram utilizados cimentos de resina adesiva.

Bogna et al (2012)[26] testaram a carga de fratura de próteses dentárias fixas de três unidades fresadas em CAD/CAM (Sirona, Bensheim, Alemanha) e em cerâmica de vidro convencional. Concluíram que as Fpd's de três unidades de cerâmica de vidro apresentaram uma carga de fratura média inferior em comparação com as próteses parciais fixas de resina fabricadas em CAD/CAM.

Mukesh Singhal et al (2012)[27] avaliaram a opção protética CAD-CAM e a posição do zénite gengival para um incisivo central direito maxilar rodado. Afirmaram que a imagiologia digital proporciona uma opção de tratamento imediato para os pacientes. Este software (PhotoshopTM7.00 Adobe Systems Inc. San Jose CA) também forneceu uma ajuda provisória, tanto para o clínico como para o técnico, sob a forma de fotografias bidimensionais. O CAD-CAM é inteiramente um instrumento de ajuda contra as opções protéticas conservadoras e a posição do zénite gengival para um incisivo central rodado. Ajudou na educação do paciente e na sua motivação.

Schmitter M et al (2012)[28] avaliaram o comportamento de lascagem de coroas de cerâmica pura com estrutura de zircónia e faceta fabricada em CAD/CAM (Sirona). Concluíram que quase todas (87,5%) as coroas com facetas convencionais falharam já durante a simulação de mastigação, enquanto que as coroas com facetas fabricadas em CAD/CAM não foram sensíveis a[27] . O seu estudo comparou o ajuste marginal e interno de coifas fundidas com CAD/CAM (Cori TEC 340) e padrões de cera fabricados de forma convencional. Foram efectuadas as seguintes suposições.

1. O método convencional de fabrico de moldes de cera resultou numa melhor adaptação marginal e interna das coifas finais do que os moldes de cera fresados por CAD/CAM em todas as áreas medidas.

2. A adaptação marginal e interna das coifas moldadas a partir de padrões de cera fresados em CAD/CAM era clinicamente inaceitável.

3. Embora a tecnologia CAD/CAM já tenha mudado a medicina dentária, necessita de algumas melhorias no procedimento de digitalização, processamento de dados, técnicas de fabrico e processamento de materiais para ser uma alternativa competitiva ao método convencional de fabrico. Dentro das limitações deste estudo, o método convencional de fabrico de padrões de cera produziu coifas com uma adaptação marginal e interna significativamente melhor do que a técnica CAD/CAM (fresada à máquina).

Petros D. et al (2013)[29] avaliaram abordagens alternativas na conceção de estruturas CAD/CAM para próteses parciais fixas. Sugeriram que as estruturas fabricadas através de CAD/CAM totalmente concebidas no modelo de trabalho com cera e depois duplamente digitalizadas antes do fabrico tinham maior probabilidade de suportar eficazmente a futura faceta do que as estruturas concebidas diretamente no computador.

Vojdani M. et al (2013)[30] no seu estudo comparou a adaptação marginal e interna de coifas fundidas com CAD/CAM (Cori TEC 340) e padrões de cera fabricados de forma convencional. Foram efectuadas as seguintes suposições.

1. O método convencional de fabrico de moldes de cera resultou num melhor ajuste marginal e interno
das coifas finais do que os padrões de cera fresados CAD/CAM em todas as áreas medidas.

2. O ajuste marginal e interno das coifas moldadas a partir de padrões de cera fresados em CAD/CAM foram
clinicamente inaceitável.

3. Embora a tecnologia CAD/CAM já tenha mudado a medicina dentária, necessita de algumas melhorias no procedimento de digitalização, processamento de dados, técnicas de fabrico e processamento de materiais

para ser
uma alternativa competitiva ao método convencional de fabrico. Dentro das limitações deste estudo, o método convencional de fabrico de padrões de cera produziu coifas com uma adaptação marginal e interna significativamente melhor do que a técnica CAD/CAM (fresada à máquina).

Adam Hamilton et al (2013)[31] avaliaram o ajuste de pilares CAD/CAM (PROCERA) em vários sistemas de implantes. Afirmaram que os pilares CAD/CAM pareciam ter um ajuste comparável aos pilares pré-fabricados para a maioria dos sistemas. As diferenças de design dos pilares afectaram o ajuste dos componentes internos das conexões implante-pilar.

Stefan S. et al (2013)[32] analisaram o efeito da fadiga na taxa de sobrevivência e na carga de fratura de próteses dentárias fixas de três unidades posteriores de dissilicato de lítio monolíticas e bicamada CAD/CAM (sistema CEREC-3) em comparação com a cerâmica metálica convencional. Concluíram que as FPDs posteriores monolíticas fabricadas em CAD/CAM de dissilicato de lítio demonstraram ser resistentes à fratura, comparáveis às metalo-cerâmicas. As PPFs monolíticas de dissilicato de lítio fabricadas em CAD/CAM pareceram ser uma alternativa de tratamento fiável para a área de suporte de carga posterior, enquanto as PPFs em configuração de duas camadas eram susceptíveis de falha de fratura.

Jeremias H. et al (2013)[33] avaliaram o desempenho clínico de próteses dentárias fixas com subestruturas de titânio fabricadas por CAD/CAM (Everest CAM. KaVo) revestidas com porcelana de baixa fusão após 6 anos. Concluíram que as subestruturas de titânio fabricadas por CAD/CAM revestidas com a técnica de acumulação de pó apresentavam um mau resultado clínico após 6 anos. A técnica de acumulação de pó utilizada por diferentes ceramistas para aplicar a porcelana de revestimento teve uma influência significativa no resultado clínico. Além disso, devem ser realizados estudos clínicos prospectivos, tendo em conta as mais recentes melhorias nos conceitos CAD/CAM e de revestimento.

Petra c. et al (2013)[34] investigaram o desempenho a longo prazo de restaurações de cobertura parcial em cerâmica pura prensadas e fabricadas por computador (CAD/CAM sirona). Afirmaram que as restaurações de cobertura parcial em cerâmica pura prensada e fabricada por CAD/CAM apresentaram taxas de sobrevivência favoráveis após 7 anos e podem ser recomendadas para a restauração de lesões extensas em dentes posteriores.

Frederik J. et al (2013)[35] avaliaram as preparações assistidas por computador de coroas de cerâmica pura fabricadas por CAD/CAM de dentistas gerais para coroas de zircónia e a sua correlação com as recomendações clínicas utilizando uma abordagem digital (abordagem digital LAVA baseada na análise de dados de linguagem de tesselação de superfície digital (STL). Afirmaram que a maioria dos médicos dentistas gerais parece ter dificuldades em cumprir todas as recomendações clínicas dadas para a preparação de coroas de zircónia. A abordagem digital apresentada pareceu ser um método útil para avaliar a geometria da preparação. Esta abordagem poderia ser a base de uma ferramenta futura para aumentar a qualidade da preparação na prática e na educação através de feedback objetivo direto.

Leonello et al (2013)[36] avaliaram a adaptação de coroas unitárias de cerâmica à base de óxido de zircónio, geradas com dois sistemas CAD/CAM (Digident CAD/CAM e Cerec Inlab systemSirona Dental) em comparação com coroas unitárias de cerâmica metálica. Concluíram que era possível utilizar sistemas CAD/CAM para obter uma boa adaptação marginal in vivo para coroas unitárias Os sistemas CAD/CAM de cerâmica à base de óxido de zircónio demonstraram uma adaptação marginal semelhante e aceitável para coroas unitárias quando comparadas com coroas metalo-cerâmicas mais tradicionais.

Petra C. G. et al (2014)[37] avaliaram a adaptação marginal e interna de onlays de cerâmica pura fabricados por prensagem a quente versus CAD/CAM após exposição a fadiga termomecânica. Afirmaram que a adaptação marginal não foi afetada pela técnica de fabrico por prensagem a quente versus CAD/CAM investigada. O fabrico por prensagem resultou numa adaptação interna superior dos onlays em comparação com a técnica CAD/CAM (Cerec 3D/InLab/Sirona). Os valores médios do espaço marginal de todas as restaurações onlays antes e depois da cimentação, bem como após fadiga termomecânica, estavam dentro do intervalo clinicamente aceitável. A adaptação marginal das restaurações onlay não foi afetada pela técnica de fabrico por prensagem a quente e CAD/CAM, nem pelos diferentes materiais cerâmicos. A técnica de fabrico por prensagem de onlays de cerâmica resultou num valor de ajuste interno significativamente melhor em comparação com a técnica CAD/CAM.

Theodoros K et al (2014)[38] elaboraram a revisão sistemática para comparar próteses de implantes fabricadas por desenho assistido por computador e fabrico assistido por computador (CAD/CAM) Procera (Nobel Biocare) com próteses de implantes fabricadas convencionalmente e avaliar a estética, complicações (biológicas e mecânicas), satisfação do paciente e fator económico. Afirmaram que a tecnologia CAD/CAM atualmente disponível podia ser utilizada para facilitar de forma previsível a restauração de implantes dentários, desde casos unitários a reconstruções complexas de arcada completa. Para coroas, pilares e estruturas, a tecnologia CAD/CAM foi capaz de fornecer resultados baseados na literatura atual e comparáveis aos das técnicas convencionais para a sobrevivência do implante, sobrevivência da prótese, complicações técnicas e biológicas.

A Dawood et al (2015)[39] analisa os tipos de tecnologias de impressão 3D disponíveis e as suas várias aplicações na medicina dentária e na cirurgia maxilofacial. Afirmou que a impressão 3D tem sido saudada como uma tecnologia disruptiva que irá mudar o fabrico. Utilizada na indústria aeroespacial, na defesa, na arte e no design, a impressão 3D está a tornar-se um tema de grande interesse na cirurgia. A tecnologia tem uma ressonância especial na medicina dentária e, com os avanços nas tecnologias de imagiologia e modelação 3D, como a tomografia computorizada de feixe cónico e a digitalização intra-oral, e com a história relativamente longa da utilização de tecnologias CAD CAM na medicina dentária, esta tecnologia terá uma importância crescente. As utilizações da impressão 3D incluem a produção de guias de perfuração para implantes dentários, a produção de modelos físicos para protética, ortodontia e cirurgia, o fabrico de implantes dentários, craniomaxilofaciais e ortopédicos e o fabrico de coifas e estruturas para implantes e restaurações dentárias.

A K Mainjot et al (2016)[40] revisão analisa os pontos fortes e fracos das diferentes variedades de materiais compósitos CAD-CAM, especialmente em comparação com os compósitos diretos e indirectos artesanais. De facto, os novos modos de polimerização utilizados para os blocos CAD-CAM - especialmente a alta temperatura (HT) e, acima de tudo, a alta temperatura e alta pressão (HT-HP) - demonstram aumentar significativamente o grau de conversão em comparação com os compósitos fotopolimerizados.

Alghazzawi TF et al (2016)[41] estudo sobre os vários métodos e técnicas de digitalização, conceção e fabrico de restaurações geradas por CAD/CAM, juntamente com a descrição pormenorizada das novas classificações da tecnologia CAD/CAM. O software de conceção tem mais aplicações, incluindo próteses completas e estruturas de próteses parciais removíveis. A precisão do fabrico de restaurações pode ser melhor alcançada com unidades de fresagem de 5 eixos. A tecnologia de impressão 3D foi incorporada na medicina dentária, mas não inclui cerâmica e está limitada a polímeros. No futuro, as impressões ópticas serão substituídas por impressões por ultra-sons, utilizando ondas ultra-sónicas, que têm a capacidade de penetrar na gengiva de forma não invasiva, sem cordões de retração e sem serem afectadas por fluidos.

S Papadiochou, AL Pissiotis et al(2017)[42] avaliaram se a adaptação marginal de coroas unitárias CAD-CAM, próteses dentárias fixas e próteses dentárias fixas implanto-suportadas ou das suas infra-estruturas difere da obtida por outras técnicas de fabrico utilizando um material de restauração semelhante e se depende do tipo de material de restauração.

Spitznagel FA.et a l(2018)[43] studied onOs blocos CAD/CAM de rede de cerâmica infiltrada com polímero recentemente introduzidos acrescentam opções de tratamento inovadoras nas restaurações CAD/CAM de 1 visita. A estabilidade de ponta elevada específica do material permite a maquinabilidade CAD/CAM de margens de restauração finas. As restaurações de zircónia de contorno completo estão constantemente a ganhar quota de mercado em detrimento dos sistemas de duas camadas. Os avanços na ciência dos materiais e nos protocolos de ligação promovem o desenvolvimento de novas combinações de materiais ou técnicas de fabrico de cerâmica de zircónia de alta resistência comprovada.

Ana Larisse Carneiro Pereira et al(2020)[44] : As próteses parciais removíveis (PRDs) são tradicionalmente feitas por fundição, um processo complexo, propenso a erros e demorado. Os sistemas RPD de desenho assistido por computador e fabrico assistido por computador (CAD-CAM) podem simplificar os passos clínicos e minimizar os erros; no entanto, a precisão dos sistemas RPD CAD-CAM não é clara.

Baba NZ et al (2021)[45] A incorporação da tecnologia CAD/CAM na conceção e fabrico de próteses completas simplifica os processos clínicos e laboratoriais e proporciona propriedades físicas melhoradas que aumentam a qualidade da prótese.

CAPÍTULO 3

CAD /CAM

Processos e sistemas

PROCESSO CAD/CAM

Um sistema CAD/CAM utiliza uma cadeia de processos que consiste nas fases de digitalização, desenho e fresagem. O dispositivo de digitalização converte a forma dos dentes preparados em unidades tridimensionais de informação (voxels). O computador traduz esta informação num mapa tridimensional. O operador desenha uma forma de restauração utilizando o computador que gera um percurso de ferramenta, que é utilizado pelo dispositivo de fresagem para criar a forma a partir de um material de restauração.[38]

Fig. 1. PROCESSO CAD/CAM.[46]

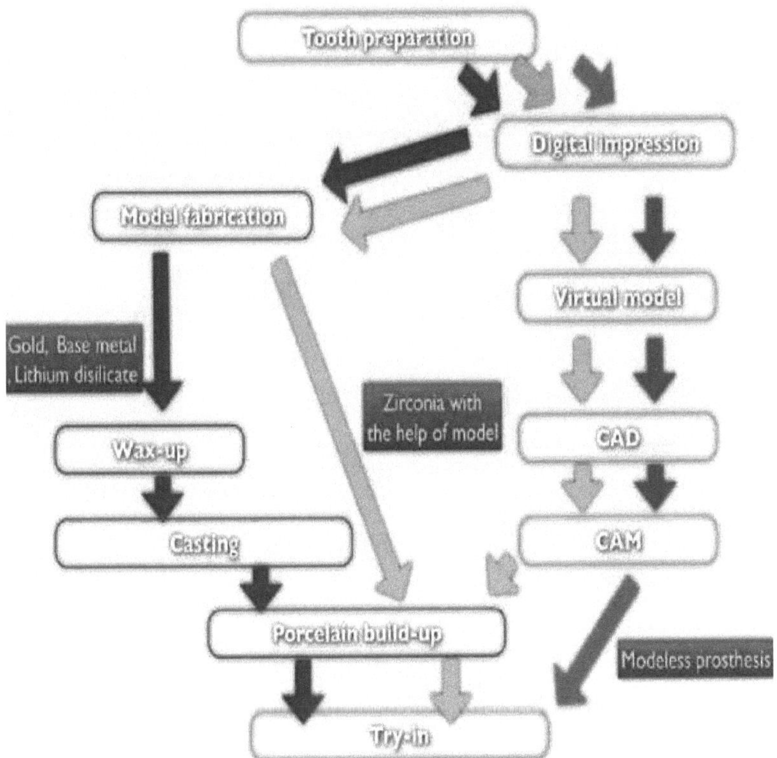

Processo de fabrico assistido por computador[47] Com a introdução simultânea de técnicas de maquinação com controlo numérico e de digitalização rápida, conseguiu-se um grande avanço na aplicação de novos materiais, na redução da mão de obra, na eficácia dos custos e no controlo da qualidade. Este conceito foi designado por CAD/CAM dentário. A fase de cera e fundição foi substituída por três novos componentes funcionais: captura de dados, desenho da restauração e fabrico.

A digitalização é um processo de aquisição de dados do ambiente oral (preparação dos dentes, dentes adjacentes e geometria dos dentes oclusivos). Esta etapa de captura de dados difere entre os sistemas disponíveis no mercado. Os sistemas de digitalização 3D extra-orais capturam dados a partir de modelos, utilizando métodos mecânicos ou ópticos. Com poucas excepções, os digitalizadores extra-orais utilizam tecnologias que os impedem de serem utilizados intra-oralmente. Os digitalizadores intra-orais captam dados diretamente da boca do doente. Ao dispor desta capacidade, evita-se a fase de fabrico de modelos e de obtenção de moldes. Por conseguinte, esta técnica de digitalização é também designada por impressão digital

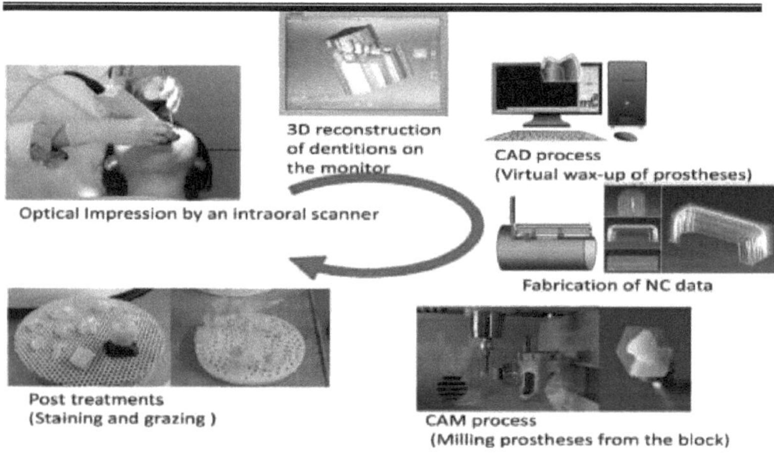

Fig. 2. Fluxo do processo de fabrico CAD/CAM em caso de digitalização intra-oral

O dispositivo utilizado para a aquisição de dados é parte integrante do sistema CAD/CAM e só pode ser utilizado em combinação com o software CAD. Em contraste com estes sistemas fechados, existem sistemas disponíveis que permitem este tipo de intercâmbio de componentes. Estes sistemas são designados por sistemas abertos. Para o componente digitalizador, isto significa normalmente que o resultado digitalizado pode ser exportado num dos formatos de dados comuns: ASCII, DXF, IGE STEP ou STL para utilização em software CAD.

O software CAD é utilizado para o desenho de restaurações com base nos dados capturados na fase de digitalização. O objetivo do software CAD dentário é permitir o desenho individual da restauração. Este desenho digital substitui a modelação tradicional da restauração em cera. Existem muitas opções de software CAD disponíveis para esta atividade. Tal como os sistemas de aquisição de dados, a componente de software é normalmente proprietária e não pode ser trocada entre sistemas. Por fim, a forma modelada em CAD é transformada numa coroa ou ponte física através do fabrico assistido por computador. Durante os últimos anos, foi desenvolvida uma quantidade espetacular de sistemas de produção que foram disponibilizados comercialmente. Estes sistemas avançados utilizaram uma abordagem subtractiva ou aditiva.

Todos os sistemas CAD/CAM são constituídos por três componentes diferentes:[47]

1. Uma ferramenta de digitalização/scanner que transforma uma geometria atual em dados digitais que podem ser processados pelo computador.

2. Um software que processa dados e, dependendo da aplicação, produz um conjunto de dados para o produto a ser fabricado.

3. Uma tecnologia de produção que transforma o conjunto de dados no produto desejado.

Componentes CAD/CAM.

1.SCANNER[48]

O termo scanner em medicina dentária significa ferramentas de recolha de dados que medem as estruturas tridimensionais dos maxilares e dos dentes e as transformam em conjuntos de dados digitais. Existem dois tipos diferentes de scanners:

a) Scanners ópticos

b) Scanners mecânicos

a) Scanners ópticos

A base deste tipo de scanner é a recolha de estruturas tridimensionais num chamado "procedimento de triangulação". Aqui, a fonte de luz (por exemplo, laser) e a unidade recetora estão num ângulo definido uma em relação à outra. Através deste ângulo, o computador pode calcular um conjunto de dados tridimensionais a partir da imagem na unidade recetora.

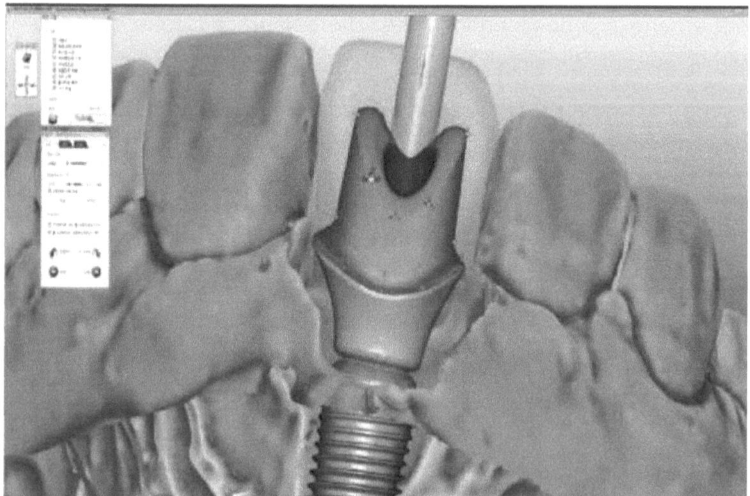
Figura 3: Captura de ecrã da construção CAD de um pilar em zircónio

As projecções de luz branca ou um raio laser podem servir de fonte de iluminação. Podem citar-se os seguintes exemplos de scanners ópticos existentes no mercado dentário:
- Lava Scan ST (3M ESPE, projecções de luz branca)
- Everest Scan (KaVo, projecções de luz branca)
- Esl (etkon, raio laser).

O scanner Nobel Procera, recentemente introduzido, utiliza a tecnologia de holografia conoscópica. O fabricante descreve esta tecnologia como superior à triangulação, uma vez que os feixes projectados e reflectidos percorrem o mesmo caminho linear. Isto permite a digitalização de declives íngremes de até 85.

b) Scanner mecânico.

Nesta variante de scanner, o molde mestre é lido mecanicamente linha a linha através de uma esfera de rubi e a estrutura tridimensional é medida. Os tradicionais scanners Procera Piccolo e Forte (Nobel Biocare) são o único exemplo de scanners mecânicos em medicina dentária. Este tipo de scanner distingue-se por uma elevada precisão de digitalização, em que o diâmetro da esfera de rubi é ajustado ao mais pequeno moinho do sistema de fresagem, o que faz com que todos os dados recolhidos pelo sistema também possam ser fresados. As desvantagens desta técnica de medição de dados residem na mecânica extremamente complicada, que torna o aparelho muito dispendioso, e nos longos tempos de processamento em comparação com os sistemas ópticos.

Software de conceção[49]

Os fabricantes fornecem software especial para o desenho de vários tipos de restaurações dentárias. Com este software, podem ser construídas, por um lado, subestruturas de coroas e próteses dentárias fixas (PPF) e, por outro lado, alguns sistemas oferecem também a possibilidade de conceber coroas anatómicas completas, coroas parciais, incrustações, PPF retidas por incrustações, bem como PPF adesivas, coroas primárias telescópicas e pilares de implantes.

Os sistemas CAD/CAM atualmente disponíveis no mercado estão a ser continuamente melhorados na área do software. As mais recentes possibilidades de construção estão continuamente disponíveis para o utilizador através de actualizações. Os dados de construção podem ser armazenados em vários formatos de dados. Por isso, a base é frequentemente constituída por dados em linguagem de transformação standard (STL).

No entanto, muitos fabricantes utilizam os seus próprios formatos de dados, específicos para esse fabricante em particular, o que faz com que os dados dos programas de construção não sejam compatíveis entre si.

Dispositivos de processamento

Os dados de construção produzidos com o software CAD são convertidos em tiras de fresagem e carregados no dispositivo de fresagem. Os aparelhos de processamento distinguem-se pelo número de eixos de fresagem:[75] -3-Axis devices

-4-Dispositivos de eixo

-5-Dispositivos de eixo

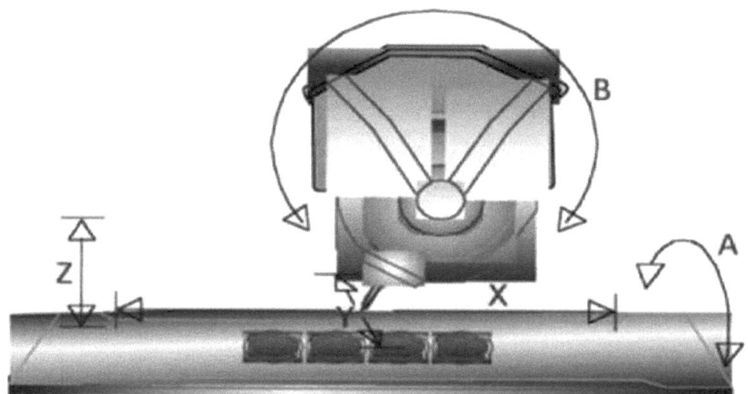

Figura 4: Diferentes possibilidades de eixos de trabalho: 3 direcções espaciais X, Y dispositivos de fresagem de eixo); 3 direcções espaciais X, Y, Z e ponte de tensão A (dispositivos de 4 eixos e fuso de fresagem B (dispositivos de fresagem de 5 eixos).

a) Dispositivos de fresagem de 3 eixos.

Este tipo de dispositivo de fresagem tem graus de movimento nas três direcções espaciais. Assim, os pontos da trajetória da fresa são definidos exclusivamente pelos valores X, Y e Z. No entanto, não é possível uma fresagem de subsecções, divergências e convergências de eixos. Isto exige um bloqueio virtual nessas áreas. Todos os dispositivos de 3 eixos utilizados na área dentária também podem rodar o componente em 180° durante o processamento do interior e do exterior. As vantagens destes aparelhos de fresagem são os tempos de fresagem curtos e o controlo simplificado através dos três eixos. Como resultado, estes dispositivos de fresagem são normalmente menos dispendiosos do que aqueles com um maior número de eixos. Exemplos de dispositivos de 3 eixos incluem inLab (Sirona), Lava (3M ESPE), Cercon brain (DeguDent).[76]

b) Dispositivos de fresagem de 4 eixos

Para além dos três eixos espaciais, a ponte de tensão que segura o material também pode ser ajustada simultaneamente. Como resultado, é possível ajustar as construções FDP com um grande deslocamento vertical em altura nas dimensões usuais do molde e, assim, economizar material e tempo de fresagem. Exemplo: Zeno 4820 MI (Wieland- Dental).

c) Dispositivos de fresagem de 5 eixos.

Com um dispositivo de fresagem de 5 eixos existe, para além das três dimensões espaciais e da ponte de tensão rotativa (4º eixo), também a possibilidade de rodar o fuso de fresagem (5 eixos). Isto permite a fresagem de geometrias complexas com subsecções, como, por exemplo, FDPs mandibulares em dentes pilares convergentes (molar final inclinado para o plano medial) ou também subestruturas de coroas e FDPs que, como resultado de uma formação anatomicamente reduzida, apresentam áreas convergentes no exterior da estrutura.

Exemplos na área do laboratório incluem: Everest Engine (KaVo), Cercon Expert[76] (DeguDent), LAVA CNC 500 (3M ESPE), ZenoTec T1 (Wieland-Dental).[74]

Exemplos no centro de produção: Dispositivo de fresagem HSC (Straumann CAD/CAM).A qualidade da restauração não aumenta necessariamente com o número de eixos de processamento. A qualidade resulta muito mais do resultado da digitalização, do processamento de dados e do processo de produção. O ZenoTec T1 oferece a possibilidade de fresar moldes principais, o que torna o sistema compatível com dispositivos de digitalização intra-orais.[39]

Diferentes conceitos de fabrico

Os sistemas CAD/CAM dividem-se basicamente em três tipos diferentes, como se segue:

1. Produção na cadeira.
2. Produção em laboratório.
3. Fabrico centralizado num centro de produção.[40]

TÉCNICAS DE CAD/CAM EM CADEIRA DE RODAS.

A técnica de consultório envolve a digitalização da preparação e, em seguida, o fabrico da restauração no dispositivo de fresagem. Antes da digitalização, é distribuída uma camada muito fina de pó sobre a preparação utilizando o sistema CEREC. Durante a digitalização, o médico deve certificar-se de que todas as margens da cavidade são captadas pela digitalização e visualizadas. O CEREC 3 utiliza imagens fixas, enquanto o E4D utiliza um laser no dispositivo de digitalização portátil. Um terceiro sistema, o CICERO, foi desenvolvido nos Países Baixos e utiliza uma técnica de prensagem, sinterização e fresagem antes do acabamento laboratorial da restauração.

Do ponto de vista do doente, existem várias vantagens potenciais do fabrico de restaurações fixas por CAD/CAM em consultório. Não é necessária moldagem, o que elimina uma fonte de desconforto e engasgamento, a restauração fica pronta numa visita, eliminando a necessidade de uma consulta adicional ou anestesia, existe um potencial reduzido de sensibilização dentária e não é necessária uma restauração temporária. O CAD/CAM também ajuda a projetar uma imagem de vanguarda e de alta tecnologia para o marketing do consultório dentário .[59]

Numerosos estudos demonstraram que o CAD/CAM em cadeira oferece precisão. Ao comparar o CEREC 2[89] e a geração posterior do CEREC 3, verificou-se que as restaurações inlay e onlay fresadas cumpriam a norma da Associação Dentária Americana de ajuste com uma margem de 50 micrómetros. Em 2003, verificou-se que 47% de 2.328 margens de restaurações estavam subpreenchidas e tinham 95% de probabilidade de sobrevivência ao fim de nove anos. Otto e Schneider encontraram uma taxa de sucesso de 88,7% até 17 anos após a colocação de 187 inlays e onlays colocados utilizando um CEREC de cadeira de primeira geração entre 1989 e 1991. Houve 21 falhas, sendo que a razão mais comum foi a fratura da cerâmica (13 falhas).

Wiedhahn et al. descobriram que as facetas CAD/CAM ofereciam bons resultados clínicos e taxas de sucesso. De 617 facetas colocadas ao longo de um período de oito anos (1989-1997) e depois reavaliadas, a taxa de sobrevivência foi de 94% ao fim de nove anos, sendo que 98% destas facetas eram clinicamente aceitáveis.

Num estudo de um ano de 20 coroas fresadas na cadeira com CEREC 3, Otto concluiu que todas eram clinicamente aceitáveis no seguimento de um ano, sem fracturas ou perda de retenção. Num estudo de 2002, Bindl e Mormann obtiveram uma taxa de sucesso de 100% para coroas de núcleo Vitabloc In-Ceram Spinell fresadas (4 pré-molares e 15 molares) e uma taxa de sucesso de 92% para 24 coroas de núcleo Vitabloc In-Ceram Alumina (2 pré-molares e 22 molares); cada uma destas coroas foi fresada utilizando o CEREC 2 e esteve colocada durante 28-50 meses.[41]

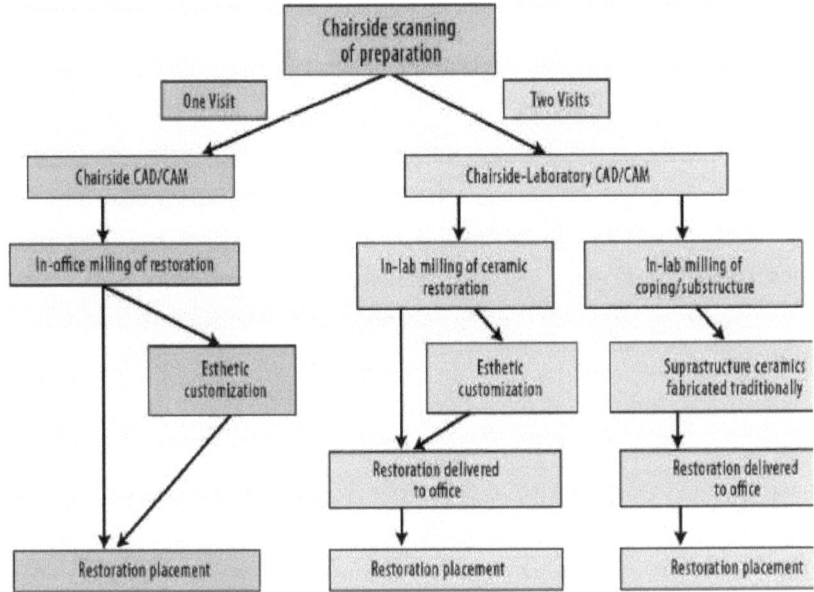

Fig. 5. GRÁFICO DE FLUXO DOS SISTEMAS DE CADEIRAS.

SISTEMAS CAD/CAM CHAIR SIDE.

1.Ceree: Acrónimo de "chair side economic reconstruction of esthetic ceramic". O Cerec foi introduzido na década de 1980, o Cerec 2 melhorado foi introduzido em 1996 e o Cerec3 3-D avançado foi introduzido em 2000. Com o Cerec I e o Cerec 2, é utilizado um scanner ótico para digitalizar o dente preparado ou a impressão e é gerada uma imagem 3-D no monitor. É utilizada uma unidade de fresagem para preparar a restauração. Com o Cerec 3-D mais recente, o operador regista várias imagens em segundos, permitindo ao médico preparar vários dentes no mesmo quadrante e criar um molde virtual para todo o quadrante.

A restauração projectada é transmitida a uma unidade de fresagem remota para fabrico. O Cerec in lab é um sistema de laboratório no qual os cotos são digitalizados a laser e a imagem é apresentada no ecrã. Após o desenho, são utilizados blocos VITA Incream para a fresagem. O coping é infiltrado com vidro e a porcelana de revestimento é adicionada. A avaliação in vitro da adaptação marginal da coroa do cerec 3-D foi melhor em comparação com o cerec 2 .[89]

O novo CEREC AC dá aos dentistas a opção de implementar o fabrico no consultório ou de enviar as imagens digitais com o CEREC CONNECT diretamente para o laboratório, onde a restauração pode ser fresada diretamente ou pode ser criado um modelo para o fabrico tradicional da restauração. O scanner funciona utilizando luz azul visível proveniente de díodos emissores de luz (LEDs) com comprimentos de onda de luz mais curtos do que os modelos CEREC anteriores, aumentando a precisão da digitalização.

A aquisição de imagens é mais rápida com o CEREC AC do que com os modelos anteriores, devido à captura contínua de uma série de imagens pelo scanner, uma vez em posição. A oclusão é registada através de uma simples digitalização das arcadas, e o papel de articulação digital no ecrã mostra onde existem contactos. As imagens da interdigitação dos dentes opostos também mostram se existe espaço interoclusal suficiente para a restauração. Com este sistema, é possível visualizar no ecrã as marcas virtuais do papel de articulação.

Depois de o clínico ter verificado que a preparação digital e o espaço interoclusal são satisfatórios, o sistema marcará digitalmente as margens e fornecerá uma versão digital da restauração proposta antes do seu fabrico. O centro de fresagem CEREC MCXL pode ser utilizado para criar coroas de contorno completo em seis minutos. Em alternativa, pode ser utilizada a unidade de fresagem MC L Compact. Todos os tipos de restaurações indirectas podem ser criados utilizando estes sistemas.

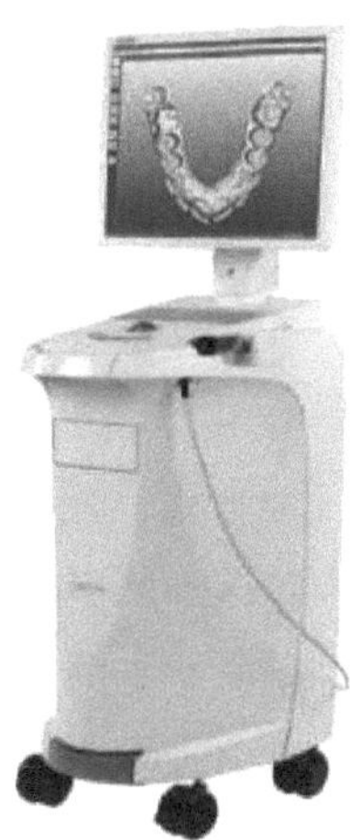

Fig 6. Máquina CEREC AC.

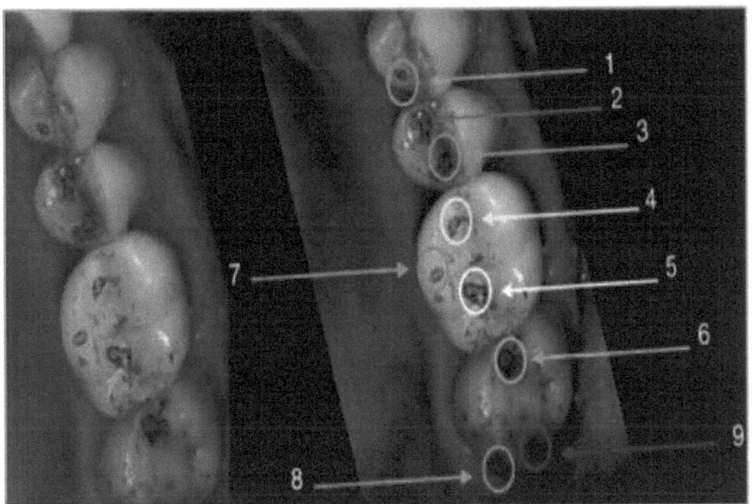

Fig. 7. MARCAS DE PAPEL ARTICULADAS VIRTUAIS NO ECRÃ.

Limitações da tecnologia CEREC

Um fator que pode limitar a utilização da tecnologia CEREC é o custo do equipamento, especialmente para dentistas em clínicas individuais[50] . Além disso, a cor da restauração acabada pode não ser a ideal, uma vez que a restauração é fresada a partir de um bloco monocromático. No entanto, foram desenvolvidos blocos multicoloridos para ultrapassar esta limitação, os dentistas podem colocar manchas superficiais para imitar qualquer variabilidade de cor nos dentes do paciente.

É necessário muito tempo para que um dentista se torne suficientemente competente na utilização deste sistema para alcançar o sucesso financeiro. É difícil capturar digitalmente as margens subgengivais colocadas em dentes gravemente partidos; nestes casos, é necessária a retração gengival. A tecnologia CAD/CAM no consultório dentário está limitada apenas a unidades individuais, e uma restauração CEREC demora mais tempo a polir do que uma restauração fabricada em laboratório. No entanto, com a experiência, o dentista pode tornar-se mais rápido e mais eficiente na execução destas tarefas.[51]

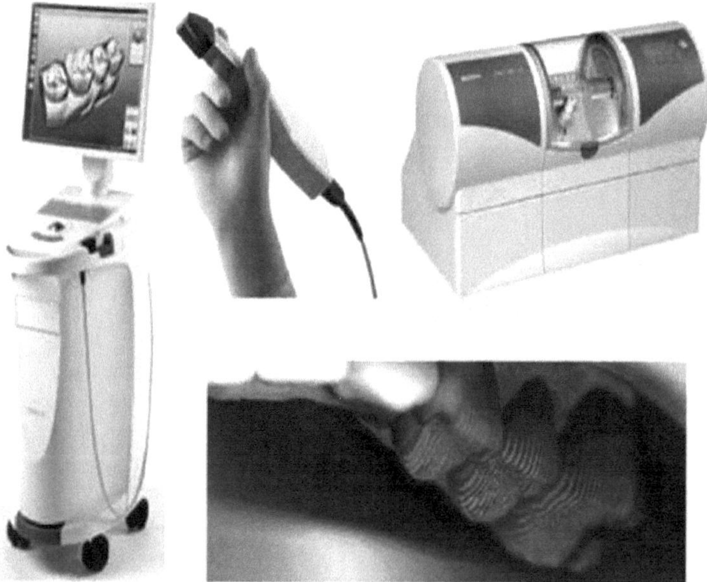

Fig. 8. SISTEMAS CEREC.

2.DCS Precident: O sistema DCS (Digitizing Computer System) Precident, chamado de sistema Dus ou Titan nos Estados Unidos, foi desenvolvido em 1988 e introduzido no mercado em 1990 (DCS Production, Allschwill, Suíça)[80] . Desde então, foram utilizadas cerca de 150 unidades na Alemanha e noutros países europeus. Originalmente, este sistema foi concebido para fabricar coifas metálicas para coroas metálicas fundidas em porcelana e próteses parciais fixas. O software do Digitizing Computer System sugere automaticamente os tamanhos dos conectores e as formas dos pônticos para as pontes. Pode digitalizar 14 matrizes simultaneamente e fresar até 30 unidades de estruturas numa operação automatizada de sinterização totalmente densa. É um dos poucos sistemas que pode fresar titânio e zircónio sintetizado totalmente denso .[52]

Embora o enceramento e a fundição sejam efectuados de forma convencional, neste sistema são utilizados um computador pessoal, um digitalizador e uma fresadora. As seguintes caraterísticas estão disponíveis neste sistema CAD/CAM:

1. A aquisição de dados de dentes preparados é efectuada manualmente no digitalizador.

2. Uma sonda tátil é colocada ao longo do molde de pedra convencional.

3. a morfologia tridimensional dos dentes preparados pode ser facilmente obtida e reconstruída a partir de uma quantidade limitada de dados. é composta por um scanner laser Preciscan e um centro de fresagem multiferramentas Precimill CAM .[79]

Procedimento.

Este sistema é composto por três partes principais: um computador de secretária, um digitalizador e uma máquina de fresagem com três graus de liberdade Digitalização.

A preparação do dente e a moldagem são efectuadas da forma convencional. O molde de trabalho recortado do dente preparado é colocado sobre a mesa digitalizadora, de modo a que a ponta do sensor (1,0 mm de diâmetro e 10,0 mm de comprimento) possa ser traçada ao longo da margem preparada. No ecrã, será indicado um contorno bidimensional do dente preparado com uma linha marginal e grelhas de 0,2 X 0,2-1. Quando cada grelha é tocada com a ponta do sensor, os dados tridimensionais dessa área de superfície preparada são medidos e transferidos para a base de dados. As áreas para as quais os dados já estão armazenados serão alteradas para azul.

Depois de toda a área ter sido digitalizada, é apresentada a reconstrução tridimensional dos dados armazenados sobre o dente preparado. A linha branca na reconstrução tridimensional representa a linha marginal. Se a linha não for lisa, a digitalização deve ser refeita.[44]

Conceção assistida por computador .[53]

Os dados para o fabrico de uma coifa metálica podem ser obtidos adicionando o desvio para a espessura desejada de metal sobre os dados da superfície dentária preparada. A espessura pode ser variada de acordo com o desenho do coping. Assim, podem ser desenvolvidos neste sistema dados de coping para cobertura completa de porcelana, bem como para cobertura parcial. A morfologia oclusal não pode ser projectada por este sistema[89] . Os dados do trajeto da broca para a fresagem também são calculados a partir dos dados CAD.

Para desenhar coifas para próteses parciais fixas, incluindo próteses de extensão, cada dente pilar é primeiro digitalizado e depois a posição do pôntico é decidida em três dimensões. O tempo necessário para a digitalização, desenho e conversão de dados para dados de trajetória de fresagem é de cerca de 15 a 20 minutos para uma coroa única e de 20 a 30 minutos para uma prótese parcial fixa de três unidades.[54]

3. CELAY

Este sistema foi introduzido pela primeira vez em 1992 na Europa .[55]

Em 1993, foi introduzida uma técnica de fabrico de coroas utilizando o sistema Celay, que permite a replicação de superfícies de encaixe :[82]

É produzida uma réplica fotopolimerizada do núcleo da coroa, digitalizada e fresada a partir de uma peça bruta de alumina Vita Celay.

Este núcleo é reforçado pela adição de um vidro de cor correspondente, aplicado sob a forma de uma pasta aquosa. Controlado manualmente, e não por computador, o sistema Celay (desenvolvido pela MikronaTechnologie, Spreitenbach, Suíça) tem duas caraterísticas principais.

1 Uma sonda de contacto manual que traça o contorno externo de um inlay de acrílico ou cera, previamente fabricado diretamente na boca.

2 Um braço de fresagem, seguindo a sonda por meio de um braço pantográfico com oito graus de liberdade, que corta uma cópia do "pro-inlay" a partir de um bloco de porcelana ou vitrocerâmica.

Tanto os inlays como os onlays podem ser produzidos utilizando este método.

Detalhes de fabrico:

Um modelo em cera ou resina da restauração pretendida é produzido pelo clínico ao lado. A topografia deste "pro-inlay" é traçada por um sensor de contacto em forma de disco e a informação é simultaneamente transmitida, através do braço pantográfico, a um disco diamantado que fresa uma cópia da restauração a partir de um bloco cerâmico pré-fabricado. O corte inicial é efectuado com uma roda diamantada relativamente grossa (126um) sob refrigeração líquida. O corte é repetido com uma roda de revestimento (64um) para alisar a superfície. É possível obter detalhes anatómicos finos utilizando pontas de diamante cónicas e cilíndricas.[47]

Pontos importantes.

a. Trata-se de uma técnica relativamente simples para a produção de incrustações.

b. A exatidão da restauração final depende da adaptação do protótipo de resina no Primeiro Simpósio Internacional de Celay, foi referido que a adaptação marginal variava entre 50 e 80pm.

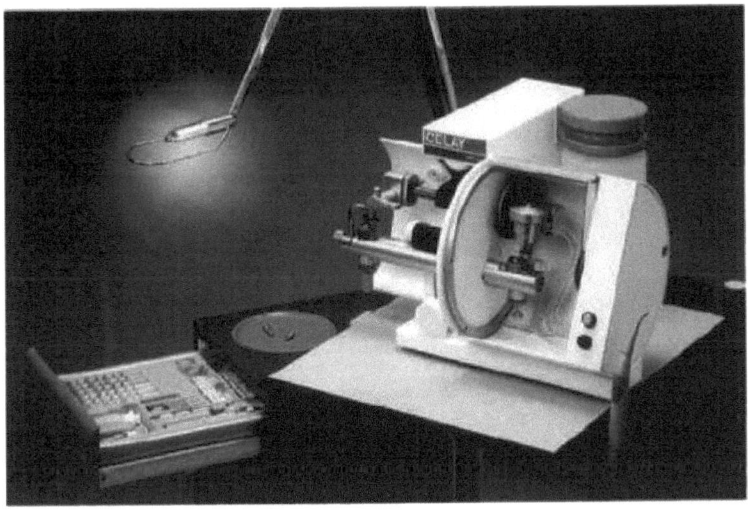

Fig. 9. SISTEMA CELAY.

4.PROCERA

Foi introduzido em 1987, concebido por Anderson e desenvolvido pela Nobelpharma.

O sistema Procera (Nobelpharma Inc. Goteborg, Suécia) combinou a reprodução pantográfica com a maquinação por descarga eléctrica (sparkerosion). Permite a produção de coifas de titânio, que são subsequentemente revestidas com uma porcelana compatível (Ti-Cerâmica) ou compósito para formar coroas ou pontes, estas últimas requerendo a soldadura a laser das unidades individuais de titânio .[56]

Detalhes de fabrico:

Um coto tradicional é produzido a partir de uma impressão convencional do dente preparado e colocado sob a cabeça de leitura de um pantógrafo. Um dispositivo de fresagem de cópias produz várias réplicas, uma em titânio e duas ou três em cilindros de grafite. Estas matrizes são utilizadas como eléctrodos num aparelho de electro-erosão para fabricar com precisão o contorno de encaixe interior de um coping de titânio.

Trata-se de um processo moroso e dispendioso, cuja exatidão depende da exatidão da matriz de pedra produzida convencionalmente e da precisão da fresagem em cópia e do aparelho de erosão por faísca .[57]

O contorno exterior de cerâmica é formado manualmente por técnicas tradicionais de fusão de porcelana.[49]

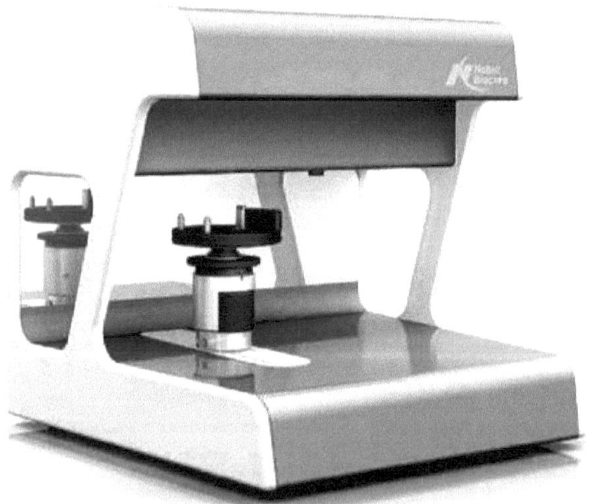

Fig 10 Scanner Nobel[81]

5. sistema CICERO (Computer Integrated crown Reconstruction) Introduzido

por Denison et al em 1999, inclui digitalização ótica, sinterização de metal e cerâmica e fresagem assistida por computador para obter a restauração. A reconstrução básica inclui uma camada de cerâmica semelhante à vida para uma estética natural, uma superfície oclusal fresada com precisão e um núcleo cerâmico maquinado de alta resistência." O objetivo do CICERO é produzir em massa restaurações de cerâmica num único local integrado. Inclui o fabrico rápido e personalizado de coifas de alumina de alta resistência e coroas semi-acabadas para serem entregues a laboratórios dentários para aplicação/acabamento de porcelana.

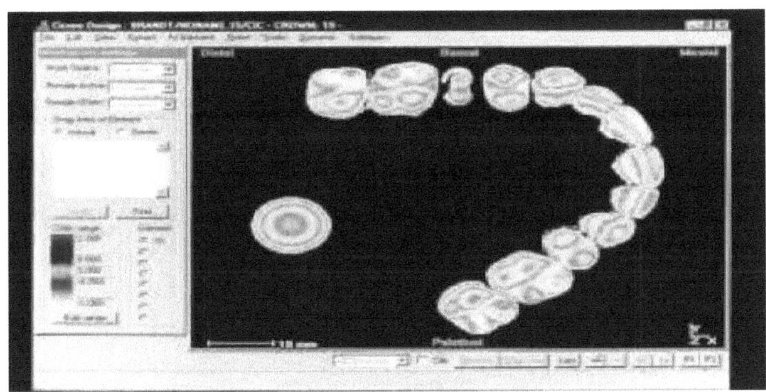
Fig. 11: Sistema de Cícero.

6. SOPHA

Este sofisticado sistema francês, inventado por Duret, permite a produção de inlays, coroas e pontes anteriores e posteriores. Permite igualmente a consideração de factores oclusais estáticos e dinâmicos. A informação da fonte de luz é depois digitalizada pela câmara, apresentada num ecrã de vídeo e transferida para um programa CAD/CAM que cria um modelo da preparação.

O software complexo permite ao dentista aceder a uma biblioteca de dentes teóricos, que podem ser adaptados e modificados de acordo com as exigências da situação oral.[52]

Detalhes de fabrico:

A sonda laser faz a leitura do dente e o sinal é transmitido para o computador. É tirada uma vista final com os dentes numa posição oclusal de referência selecionada. O conjunto completo de imagens é apresentado num ecrã de vídeo de alta resolução e a restauração é concebida numa série de etapas, começando pela superfície de encaixe e passando depois para as superfícies externas e oclusais. O sistema CAD está também ligado a um articulador patenteado (o articulador Access), que fornece dados relacionados com os movimentos dinâmicos dos maxilares.

- Este procedimento é moroso e muito dispendioso. É sensível à técnica.
- A precisão marginal varia entre 0 e 60pm.[53]

7   Sistema Lava CAD/CAM. Foi introduzido em 2002, utilizado para o fabrico de zircónio

estrutura para todas as restaurações cerâmicas[62] . Este sistema utiliza policristais de zinconia tetragonal estabilizada com ítria (Y-TZP) que têm maior resistência à fratura do que a cerâmica convencional. O sistema Lava utiliza um sistema ótico laser para digitalizar a informação. O software Lava CAD encontra automaticamente a margem e sugere um pôntico que a CAM produz uma estrutura alargada para compensar a contração. Um bloco de zircónio parcialmente sinterizado é selecionado para fresagem. A estrutura fresada é submetida a sinterização para atingir as dimensões, densidade e resistência finais. Estudos sobre a adaptação marginal de pontes Y-TZP processadas com o sistema Lava não afectaram a adaptação marginal.[54]

8   Lava C.O.S.

O scanner Lava C.O.S. contém 192 LEDs e 22 sistemas de lentes com uma luz azul pulsante e utiliza vídeo contínuo para captar os dados que aparecem no ecrã tátil do computador durante a digitalização. São capturados quase 2.400 conjuntos de dados por arcada. Depois de digitalizar a preparação do dente, o dentista pode rodar e ampliar a vista no ecrã e pode também mudar da imagem 3-D para uma vista 2-D.

A arcada completa é digitalizada após a conclusão da imagiologia de preparação, seguida do quadrante oposto, e a oclusão é avaliada através da digitalização a partir da face vestibular com os dentes em oclusão e visualização digital das arcadas. A informação laboratorial é completada após a digitalização. As imagens podem ser transmitidas diretamente para um laboratório autorizado, onde o técnico de laboratório marca digitalmente as margens e secciona o modelo virtual antes de o enviar digitalmente para o fabricante.

O modelo é então virtualmente escavado, articulado e enviado para o centro de fabrico de modelos para estereolitografia (SLA) para criar modelos em acrílico. Estes modelos podem então ser utilizados para técnicas laboratoriais convencionais ou para restaurações CAD/CAM. A máquina de laboratório Lava C.O.S. também está disponível para criar copings CAD/CAM (subestruturas).[55]

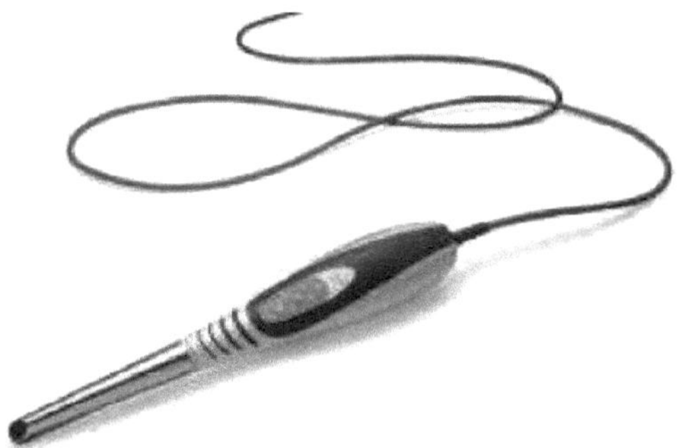

Fig. 12. scanner ótico LAVA.

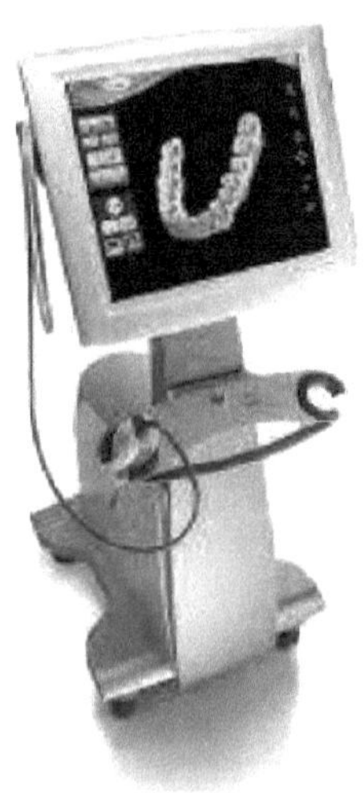

Fig 13. SISTEMA LAVA C.O.S.

9.ITERO[91]

O scanner de moldagem digital de cadeira ITero utiliza imagens confocais paralelas para captar uma moldagem digital 3D da superfície do dente, dos contornos e da estrutura gengival[66] . Capta 100.000 pontos de luz laser e tem imagens de focagem perfeita com mais de 300 profundidades focais. O sistema capta 3,5 milhões de pontos de dados para cada arcada[91] . O scanner tem a capacidade de captar preparações para coroas, pontes, inlays e onlays. A emissão de luz paralela do scanner, que não necessita de ser mantido a uma distância definida do dente e que também efectua a leitura ao tocar nos dentes, permite a deteção de contornos angulares. Durante a digitalização, é dada uma série de indicações visuais e verbais que são personalizadas para o paciente que está a ser tratado e orientam o médico durante o processo de digitalização.

Para cada preparação, é registada uma vista facial, lingual, mesio-proximal e disto-proximal em cerca de 15 a 20 segundos, após o que os dentes adjacentes são digitalizados a partir do aspeto facial e lingual. A oclusão é captada através de duas vistas interoclusais com o doente em posição cêntrica, após o que o dentista pode visualizar a imagem em 30 segundos e verificar se o espaço interoclusal é suficiente para a restauração planeada antes de o doente sair. Não é necessário qualquer material de registo de mordida.

O sistema iTero só permite que a digitalização seja iniciada após o registo da prescrição da restauração (o "lab slip") ter sido completado no programa, assegurando que a prescrição é totalmente introduzida, com a opção de digitalizar primeiro uma das arcadas, deixando o clínico escolher dependendo do procedimento.

Depois de as imagens terem sido captadas, a impressão digital é transmitida para as instalações do fabricante e para o laboratório dentário selecionado. Não existem restrições quanto à escolha do laboratório dentário pelo dentista. O fabricante fresa os modelos numa máquina de fresagem de 5 eixos, utilizando um material de resina patenteado. Simultaneamente, o técnico do laboratório dentário pode exportar o ficheiro de impressão digital para o seu sistema CAD/CAM e iniciar o fabrico de coifas e/ou restaurações de cobertura total. Com a estação de trabalho CAD iTero, o técnico de laboratório dentário também pode aparar digitalmente os moldes virtuais onde existe evidência de tecido mole a colidir com a margem. O modelo de resina também pode ser utilizado para uma técnica laboratorial tradicional.

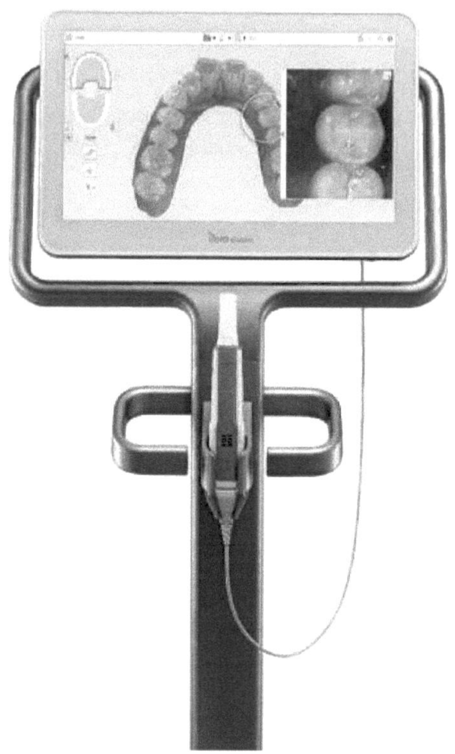

Fig 14 SISTEMA ITERO

b) Produção em laboratório

A produção Labside é equivalente à sequência de trabalho tradicional entre o dentista e o laboratório dentário[65] . O dentista envia a impressão para o laboratório, onde primeiro é fabricado um molde mestre. As restantes etapas de produção CAD/CAM são efectuadas completamente no laboratório. Com a ajuda de um scanner, são produzidos dados tridimensionais com base no molde mestre e estes dados são processados através de um software de desenho dentário. Com base nos conjuntos de dados produzidos desta forma, a restauração é finalmente fabricada num dispositivo de fresagem especial, também localizado no laboratório dentário. O ajuste exato da estrutura pode ser verificado e, se necessário, corrigido com base no molde mestre. O ceramista efectua o revestimento das estruturas na técnica de estratificação em pó ou de sobre-prensagem.

EM SISTEMAS DE MOAGEM DE LABORATÓRIO.

1.Cercon: normalmente referido como um sistema CAM, não tem um componente CAD. O sistema digitaliza o padrão de cera e fresa um coping de ponte de zircónia a partir de espaços em branco de zircónia pré-sinterizada, que é sinterizada a 3500 C durante 6-8 horas. O revestimento é efectuado com um cercon Ceram de baixa fusão e sem leucite para proporcionar um contorno estético. A adaptação marginal para coroas cercon all ceramic e próteses parciais fixas foi registada em 31 pm e 29,3 pm, respetivamente.[58]

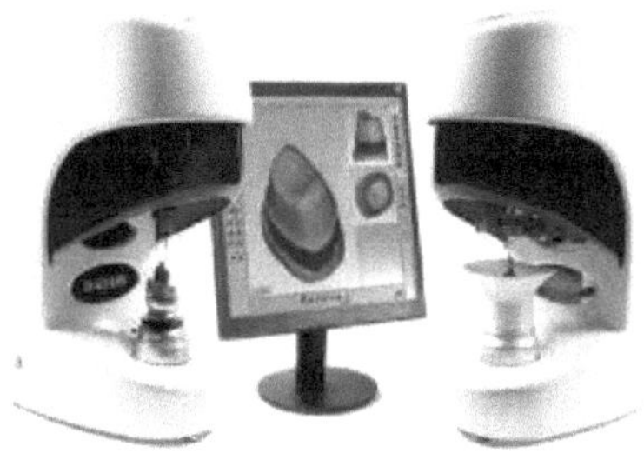

Fig. 15. SISTEMAS CERCON.

2.DUX

O sistema Dux, também conhecido como sistema Titan (DCS, Dental Allschwill, Suíça) é composto por um digitalizador de contacto em miniatura, um computador central e uma unidade de fresagem. A unidade de traçado operada manualmente, que se diz ter uma precisão média de 3um, consiste numa mesa que desloca um molde ou modelo por baixo de uma caneta de contacto. O computador central converte os dados do modelo tridimensional num programa de fresagem. O titânio pode ser fabricado com esta técnica. estruturas próprias e de pontes

Pontos importantes:

A precisão do sistema Dux é alegadamente da ordem dos 30 (+20)um e o processo de fresagem demora cerca de 10 minutos.

Este sistema é igualmente aplicável ao controlo de qualidade e ao fabrico de ferramentas.

3.DENTICAD

O sistema DentiCAD (BEGO, Bremen, Alemanha e DentiCAD, Waltham Mass, EUA) é composto por um digitalizador de braço robótico em miniatura, software CAD/CAM com possibilidade de desenho totalmente automatizado e uma fresadora[74] . O braço do robot pode ser utilizado intra-oralmente ou indiretamente em moldes ou modelos convencionais. O processo de fresagem é diretamente controlado por computador.

Este é o sistema mais completamente automatizado, permitindo a produção de inlays, copings, coroas e pontes. O utilizador só precisa de digitalizar os dentes necessários (preparação, dentes oponentes e pilares) e o resto do procedimento é realizado automaticamente.[60]

4.BRUXZIR MILLING SYSTEM .[75]

O sistema de fresagem BruxZir é utilizado para fresar restaurações ou copings e subestruturas em zircónio sólido BruxZir®. As capacidades de produção comprovadas incluem a produção de uma coroa de contorno completo em apenas nove minutos ou um coping em apenas cinco minutos. É um sistema aberto que pode ser utilizado com outros materiais de zircónia e integra-se com o 3Shape e outros softwares CAD dentários populares.

O seu suporte de material de disco redondo de 100 mm pode reter até um disco de 20 mm de espessura com uma colocação média de 17-19 unidades. Utiliza um movimento de quatro eixos, com uma amplitude de deslocação de 150 mm na horizontal e 75 mm na vertical. A velocidade do eixo é de 50.000 RPM e inclui um trocador automático que incorpora até quatro ferramentas. O requisito de energia é 115VAC 15A e o requisito de ar é 60 PSI.[61]

Fig. 16: Sistemas de fresagem Bruxzir

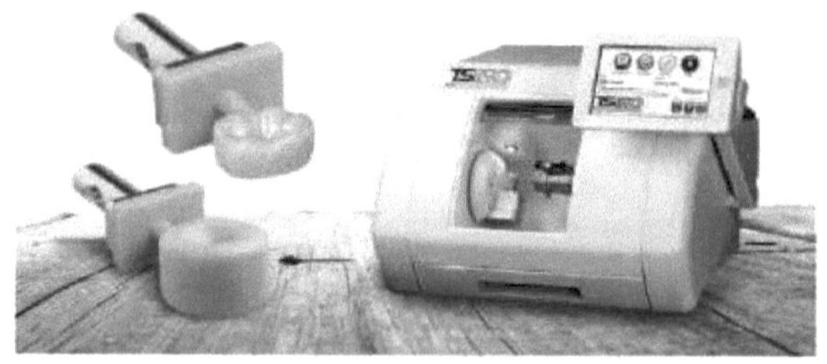

5. sistema Cercon& CAD/CAM.

Cercon: normalmente referido como um sistema CAM, não tem um componente CAD. O sistema digitaliza o padrão de cera e fresa um coping de ponte de zircónia a partir de espaços em branco de zircónia pré-sinterizada, que é sinterizada a 3500C durante 6-8 horas. O revestimento é efectuado com um material de baixa fusão, leucite

cercon Ceram livre para proporcionar um contorno estético. A adaptação marginal para coroas cercon all ceramic e próteses parciais fixas foi registada em 31,3 um e 29,3 pm, respetivamente.

O sistema CAD/CAM Cercon® é composto pelos componentes de desenho CAD, o scanner laser Cercon eye e o software de desenho Cercon art e pela máquina de fresagem CAM, Cercon brain expert. O Cercon eye digitaliza moldes e modelos para coroas, pontes e pilares, utilizando um sistema de três câmaras e um laser, que pode mapear com precisão até 16 unidades por modelo. Com um tempo de varrimento de menos de 20 segundos por unidade e uma precisão de varrimento de 10 microns ou menos, mesmo as geometrias de modelo difíceis, como os cortes inferiores, são facilmente lidas.

O software Cercon art fornece um sistema de desenho intuitivo e fácil de utilizar que cria ficheiros digitais que podem ser enviados para as instalações centrais de fabrico da DENTSPLY. Compartis® USA em York ou o especialista Cercon brain para fresagem .[62]

6.SÉRIE DESKTOP

A série ORIGIN® Desktop é um sistema CAD/CAM excecional e com um preço competitivo. Esta série destina-se a laboratórios de pequena e média dimensão que pretendam tirar partido de uma poupança significativa de custos com uma grande variedade de materiais disponíveis. Com baixos custos de produção e elevada capacidade, a fresadora ORIGIN Desktop devolve a vantagem competitiva do CAD/CAM a um laboratório de qualquer dimensão .[71]

Com base na arquitetura aberta, a ORIGIN proporciona ainda mais liberdade com uma abordagem modular. A fresagem de precisão excecional de zircónio (contorno completo e subestruturas), cera/PMMA e provisórios rivaliza com a de muitos outros sistemas maiores e mais caros. É atualizável para fresagem de cerâmica de contorno completo e pilar de implante personalizado ORIGIN (híbrido e titânio).

7.HP DDP (IMPRESSÃO DENTÁRIA DIGITAL)

A impressora digital dentária Envision TEC DDP® utiliza a tecnologia de ponta DLP® (Digital Light Processing) da Texas Instruments®. Devido à alta resolução da DDP, auxiliada pela funcionalidade excecional do software e do scanner Dental Wings, a Envision TEC DDP consegue imprimir em polímero de base de cera margens precisas com um ajuste perfeito tanto para copings como para coroas anatómicas completas e parciais. Os novos materiais compósitos temporários E-Dent preenchidos com vidro permitem a produção de provisórios de longa duração altamente estéticos para utilização direta na boca. As máquinas produzem 25-100 coroas e 10-40 pontes por lote. O ciclo de produção é de duas a quatro horas por lote. Podem ser utilizados materiais moldáveis ou biocompatíveis.[64]

8. MOINHO 200

Uma combinação exemplar de tecnologia e engenho, este centro de maquinação é inteiramente concebido e fabricado na Suíça, a pátria das máquinas-ferramentas da mais alta qualidade. Com fusos de esferas ligados aos motores dos eixos, a máquina oferece uma precisão extraordinária no posicionamento repetido. A estrutura de ferro fundido ultra-estável da Mill200 absorve todas as vibrações. O torno posicionado verticalmente para segurar os materiais permite uma rápida evacuação para baixo de aparas e poeiras. Os movimentos lineares são assegurados por calhas de deslizamento de esferas recirculantes de alta precisão, que garantem uma vida útil mais longa.[65]

9.DCS Precident: É composto por um scanner laser Preciscan e um centro de fresagem multiferramentas Precimill CAM. O software DCS sugere automaticamente tamanhos de conectores e formas de pônticos para pontes.

Pode digitalizar 14 matrizes em simultâneo e fresar até 30 unidades de estruturas numa operação totalmente automatizada. É um dos poucos sistemas que pode fresar titânio e zircónia sinterizada totalmente densa. Um estudo in vitro mostrou que as discrepâncias marginais de próteses parciais fixas posteriores à base de alumina e zircónia maquinadas pelo sistema DCS se situavam entre 60 um e 70pm.[66]

c) Produção centralizada

A terceira possibilidade de produção assistida por computador de próteses dentárias é a produção centralizada num centro de fresagem. Os "scanners satélite" no laboratório de prótese dentária podem ser ligados a um centro de produção através da Internet. Os conjuntos de dados produzidos no laboratório dentário são enviados para o centro de produção para que as restaurações sejam produzidas com um dispositivo CAD/CAM. Finalmente, o centro de produção envia a prótese para o laboratório responsável. Assim, as etapas de produção e 2 têm lugar no laboratório de prótese dentária, enquanto a terceira etapa tem lugar no centro. Assim, a configuração da prótese permanece nas mãos do técnico de prótese dentária. A vantagem da subcontratação da produção CAM reside na necessidade de um investimento reduzido, uma vez que só é necessário adquirir a ferramenta de digitalização e o software, tendo ainda acesso a um processo de produção de alta qualidade. Além disso, não há dependência de uma tecnologia de produção específica (como, por exemplo, a tecnologia de fresagem). É um facto importante que, atualmente, quase todos os sistemas CAD/CAM disponíveis são sistemas fechados. Por outras palavras, quando se adquire um scanner de um fabricante, isso implica, no caso de um sistema fechado, que apenas se tem acesso aos processos e à linha de produtos desse fabricante. Para além disso, o laboratório de prótese dentária perde o rendimento da produção da estrutura, uma vez que esta é fabricada no centro de produção. Muitos centros de produção também oferecem aos laboratórios sem scanners a possibilidade de enviar o molde mestre para o centro para digitalização, desenho e fabrico. O revestimento adicional das estruturas para restaurações protéticas é efectuado no laboratório de prótese dentária.

A possibilidade de enviar a impressão diretamente para o centro de produção (biodentis). Atualmente, esta aplicação está limitada a inlays cerâmicos e coroas unitárias. O passo seguinte na tecnologia CAD/CAM é a recolha de dados intra-orais (impressão ótica). Isto significa uma digitalização do que atualmente é apenas um passo "analógico" no processo de produção. A melhoria da qualidade e a redução dos custos são efeitos positivos.

Novas ferramentas de software poderão avaliar a qualidade da preparação intra-oral, antes de os dados serem finalmente enviados para o laboratório dentário ou para o centro de produção. Num futuro próximo, é de esperar que os dados sejam recolhidos intra-oralmente e possam ser processados posteriormente com qualquer software de desenho dentário disponível. O conjunto de dados da futura restauração será enviado para uma máquina de fresagem onde a restauração ou estrutura será fabricada. O objetivo final será a criação de sistemas abertos que funcionem com formatos de dados que possam ser processados por qualquer software e máquina de fresagem. Atualmente, estão disponíveis no mercado estes diferentes scanners intra-orais (LAVACOS/3M ESPE, iTero/CADENT, direct Scan/Hint-ELS, E4D/D4D).

1. o sistema Procera All Ceram foi introduzido em 1994 e é o primeiro sistema que permite o fabrico externo através de uma ligação em rede. Uma vez digitalizado o molde principal, as imagens tridimensionais são transferidas através de uma ligação à Internet para o centro de processamento, onde um molde ampliado é fresado por uma máquina de fresagem controlada por computador. Este alargamento compensa a contração da sinterização. O pó de óxido de alumínio é compactado na matriz e o coping é fresado por uma máquina de fresagem controlada por computador. Este alargamento compensa a contração por sinterização.

O pó de óxido de alumínio é compactado na matriz e o coping é fresado antes de ser sinterizado a uma temperatura muito elevada (>1550°C). O coping é enviado de volta para o laboratório para ser revestido com porcelana. De acordo com dados de investigação, o intervalo marginal médio para as restaurações Procera all Ceram varia entre 54 e 64 ppm.

PRODUTOS E SISTEMAS AMANN GIRRBACH.

A Amann Girrbach oferece a oportunidade ideal de utilizar plenamente um sistema CAD/CAM no laboratório com os blocos de CoCr CeramillSintron, que podem ser fresados a seco internamente. O desenvolvimento no sector CAD/CAM envolveu, em primeiro lugar, uma procura crescente de materiais adicionais[83] . Embora os materiais cerâmicos e os plásticos estejam atualmente disponíveis para o fabrico interno de CAD/CAM, ainda existe uma lacuna na aplicação de uma das classes de materiais de restauração dentária mais bem sucedidas e difundidas. As ligas especiais de CoCr constituem uma grande parte dos materiais de restauração dentária. No entanto, até à data, este tipo de material só podia ser processado com o apoio de CAD/CAM no fabrico centralizado (processo de fusão a laser) ou em fresadoras grandes e dispendiosas (fresagem a partir do material denso). O objetivo do desenvolvimento do CeramillSintron era, portanto, colmatar esta lacuna e desenvolver uma peça bruta fresável, incluindo o processo de fabrico, que permitisse o processamento rentável de CoCr no sector interno de CAD/CAM. Os requisitos básicos do produto foram definidos da seguinte forma:

1   Propriedades de moagem semelhantes às da zircónia pré-sinterizada.

2   Processamento direto do material sem processo de fundição adicional.

3   Sinterização do material com eficiência de tempo.

4   Conformidade com todas as propriedades dos materiais relevantes para a tecnologia dentária

5   Facetabilidade do material utilizando porcelanas de ligação disponíveis no mercado

6   Processo de fabrico rentável de estruturas de CoCr.

DESCRIÇÃO.

Os blanks CeramillSintron encontram-se no estado de corpo verde e são constituídos por uma liga de CoCrMo unida por um aglutinante orgânico. A liga é utilizada para o fabrico de estruturas de coroas e pontes totalmente anatómicas e anatomicamente reduzidas e é adequada para o fabrico de restaurações fixas ou removíveis utilizando sistemas CAD/CAM (Fig. 1). O material é processado num estado semelhante ao da cera (pó metálico não sinterizado mantido unido por um aglutinante = corpo verde) e depois sinterizado num forno de sinterização a alta temperatura desenvolvido especificamente para este material. Este processo de sinterização é concluído sob uma atmosfera de proteção de árgon, utilizando um programa de temperatura predefinido e adaptado à liga, e este processo reduz a estrutura dentária ao seu tamanho final pré-calculado. No estado sinterizado, o material tem propriedades comparáveis às das ligas de fundição CoCrMo, utilizadas com sucesso há muitos anos. O condicionamento posterior do processamento no laboratório dentário, como a colagem de uma faceta de porcelana ou a reparação por soldadura a laser, também é possível e comparável às ligas de fundição CoCrMo. Por conseguinte, foi possível desenvolver um material que combina as propriedades de dois materiais bem sucedidos e clinicamente comprovados.

Fases de trabalho para o fabrico de uma estrutura de CoCrMo.

A composição química, a aparência macroscópica, as propriedades mecânicas e biológicas e as caraterísticas de processamento no estado sinterizado são idênticas, em termos práticos, às das ligas de fundição de Co que foram clinicamente comprovadas durante muitos anos. O processamento de componentes brutos numa fase de material preliminar utilizando a tecnologia CAD/CAM e depois a sinterização da zircónia, que também foi utilizada como material de estrutura de cerâmica para restaurações dentárias, são processos familiares há alguns anos e são agora tecnologia de ponta. Para além de ter um grande número de caraterísticas em comum com as ligas de fundição.[69]

CeramillSintron apresenta ainda as seguintes vantagens

1. ausência ou apenas vestígios mínimos de oxidação devido ao processo de sinterização sob gás de proteção. 2. a utilização do material num processo CAD/CAM altamente automatizado garante uma maior fiabilidade do processo.

3. Melhoria da reprodutibilidade dos resultados finais, uma vez que as possibilidades de manipulação foram reduzidas em comparação com o procedimento de moldagem.

4. Composição homogénea e idêntica da liga em toda a reconstrução, uma vez que a fusão da liga já não é necessária.

5. Não há desvantagens óbvias em relação à fundição em termos de consumo de material (os sprues das restaurações fundidas também não devem ser reutilizados).

6. Poupança de tempo no fabrico de restaurações dentárias (menos fases de

trabalho para o técnico de prótese dentária).

7. Custos de material mais baixos, uma vez que não são necessários materiais de consumo para o enceramento e a fundição (cera de revestimento, cera, etc.).

PROCESSO DE FABRICO.

A tabela contém uma lista de comparações (ver acima) das fases do processo de fabrico de uma estrutura de CoCrMo no laboratório dentário, de acordo com o processo de fundição e o processo de sinterização CAD/CAM[46] . A comparação mostra claramente que são necessárias menos etapas de trabalho para fabricar uma estrutura no laboratório dentário utilizando o processo de sinterização CAD/CAM. Tecnicamente, o procedimento com o processo de fabrico CeramillSintron tem muito menos fontes de erro do que o procedimento de fundição convencional .[83]

Com CeramillSintron, as propriedades do material, em particular a composição da liga, permanecem inalteradas durante o processo de fresagem e o processo de sinterização subsequente (sinterização em fase sólida sob atmosfera de gás de proteção). Isto nem sempre é garantido aquando da fundição deste tipo de estrutura CoCrMo. Como resultado da fusão completa da liga durante o processo de fundição, podem ocorrer fenómenos de segregação no metal fundido devido aos gradientes de concentração.

Durante o processo de solidificação, nem todos os componentes da liga são dispostos de forma uniforme e homogénea na estrutura. Certas áreas da estrutura ficam então empobrecidas enquanto outras áreas são enriquecidas com componentes de liga. Além disso, temperaturas de fusão excessivamente elevadas podem causar uma redução dos componentes de liga de baixa fusão. Este facto altera a composição da liga. Além disso, a contaminação pode ser causada por componentes do revestimento do molde de fundição que entram na liga como resultado de interações entre o metal fundido e o revestimento.

Deve também notar-se que o processo de fundição, particularmente quando a fundição é efectuada com chama aberta, envolve uma forte oxidação da peça fundida. Esta camada de oxidação é removida por jato de areia após a remoção da fundição. O jato de areia é um procedimento erosivo e redutor de material que pode afetar negativamente a precisão do ajuste, particularmente na região da margem da coroa.

A regulação inexacta da expansão do revestimento pode causar deformações e outras imprecisões no ajuste da peça fundida. A liga pode também ficar contaminada devido ao material residual do molde (cera ou resina), o que pode também implicar alterações na composição da liga e, eventualmente, uma alteração das propriedades mecânicas e biológicas. Todos os riscos acima referidos são evitados com a utilização do processo de fabrico CeramillSintron.

Os fenómenos de segregação não são possíveis ou são-no apenas num grau muito limitado durante o processo de sinterização, uma vez que a sinterização envolve o transporte de material controlado por difusão sem a criação de uma fase líquida. Neste contexto, isto é também referido como sinterização em fase sólida, tal como é conhecido da zircónia pré-sinterizada. A contaminação da liga a partir de fontes externas, por exemplo, através de materiais de revestimento ou de enceramento residual, está excluída, uma vez que nenhum destes materiais é utilizado durante o processo de fabrico da Ceramill Sintron."[1]

A deformação devido a tensões induzidas termicamente durante o processo de fresagem também é excluída, uma vez que não existem efeitos térmicos durante o processo de fresagem do corpo verde. A oxidação da superfície também é reduzida ao mínimo, uma vez que a sinterização é efectuada sob uma atmosfera de gás de proteção. O processo de jato de areia, que consome muito tempo e reduz em certa medida a precisão do ajuste, deixa assim de ser necessário. Pelas razões acima descritas, pode concluir-se que um processo de sinterização combinado com procedimentos de fresagem CAD/CAM, como o utilizado para o CeramillSintron, apresenta vantagens claras em relação ao processo de fundição convencional no que diz respeito à fiabilidade e reprodutibilidade do processo.

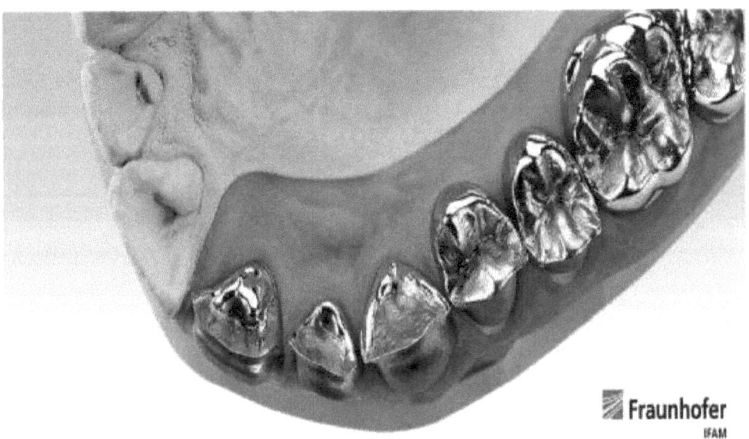

Fig. 17 CeramillSintron é indicado, por exemplo, para coroas anatomicamente reduzidas e estruturas de pontes na região anterior e posterior[85]

Indicações[85] 1.Ceramill Sintron é indicado para os seguintes tipos de restauração:

1   Estruturas de coroas e pontes anatomicamente reduzidas na região anterior e posterior

2   . Coroas e restaurações de pontes totalmente anatómicas na região posterior e restaurações anteriores parcialmente reduzidas anatomicamente.

3   . Estruturas de pontes com um máximo de dois pônticos ligados na região anterior e um máximo de dois pônticos ligados na região posterior e um comprimento anatómico máximo de 50 mm.

4   Pontes cantilever com um máximo de um pôntico (uma unidade cantilever até ao máximo do segundo pré-molar)

5   Coroas de telescópio primário.

Conclusão.

Os blocos de CoCr da Amann Girrbach, que podem ser fresados a seco, preenchem a lacuna que até agora existia entre a utilização consequente (completa) da técnica CAD/CAM e o fabrico central de unidades de CoCr. O material e o procedimento de acompanhamento garantem ao utilizador uma vasta gama de indicações e caraterísticas de liga, que cumprem os requisitos.

Além disso, as vantagens do fabrico CAD/CAM podem ser utilizadas, pelo que a criação de valor com restaurações de CoCr pode agora permanecer no laboratório do proprietário.

54

CAPÍTULO 4

Materiais e perspectivas futuras em CAD/CAM

MATERIAIS UTILIZADOS PARA O PROCESSAMENTO CAD/CAM.

A lista de vários materiais para processamento por dispositivos CAD/CAM depende do respetivo sistema de produção. Alguns dispositivos de fresagem são especificamente concebidos para a produção de estruturas de ZrO, outros, por outro lado, cobrem a lista completa de materiais, desde resinas a cerâmica de vidro e cerâmica de alto desempenho. Os seguintes materiais podem normalmente ser processados em dispositivos CAD/CAM dentários :[86]

a) Metais

Atualmente, o titânio, as ligas de titânio e as ligas de crómio-cobalto são processadas com dispositivos de fresagem dentária. A fresagem de ligas de metais preciosos demonstrou não ter interesse económico, devido ao elevado desgaste do metal e aos elevados custos do material. Exemplo: Coron (Straumann CAD/CAM: liga de metal não precioso)[72]

b) Materiais de resina

Os materiais de resina podem ser utilizados para a fresagem de estruturas de cera perdida para a tecnologia de fundição, por outro lado, é possível utilizar materiais de resina diretamente como coroas e estruturas FDP para próteses provisórias de longa duração ou para próteses anatómicas completas temporárias de longa duração. Um fabricante fornece blocos de polímero semi-individuais pré-fabricados (semi-acabados) com uma camada de esmalte de dentina. O contorno exterior está em conformidade com uma coroa de dente anterior anatomicamente completa, enquanto o aspeto interno da coroa é fresado a partir do volume interno da peça em bruto.

c) Cerâmicas à base de sílica

Vários sistemas CAD/CAM oferecem blocos cerâmicos à base de sílica moíveis para a produção de inlays, onlays, facetas, coroas parciais e coroas de contorno total (contorno total, parcialmente reduzido). Para além dos blocos monocromáticos, vários fabricantes oferecem agora blocos com camadas multicoloridas [VitablocsTriLuxe (Vita), IPS Empress CAD Multi (IvoclarVivadent)], para efeitos de coroas de contorno total .[87]

Devido aos seus valores de estabilidade mais elevados, os blocos cerâmicos de dissilicato de lítio são particularmente importantes neste grupo; podem ser utilizados para coroas anteriores e posteriores de contorno completo, para copings na região anterior e posterior e para estruturas FDP de três unidades na região anterior devido à sua elevada estabilidade mecânica de 360 MPa (Sorensen et al 1998, 1999, Taskonak e Sertgoe 2006, Tinschert et al 2001). [73]

As cerâmicas de vidro são particularmente adequadas para aplicações do lado da cadeira, devido à sua elevada translucidez semelhante à da estrutura dentária natural; proporcionam resultados esteticamente satisfatórios, mesmo sem porcelana de revestimento. Como resultado da sua porção relativamente alta de vidro, estas cerâmicas são, em contraste com as cerâmicas de óxido, condicionáveis com ácido fluorídrico e devem ser inseridas com sistemas adesivos (Sorensen et al 1991, Sorensen e Munksgaard 1995).

d) Cerâmica de infiltração

Os blocos moíveis de cerâmica de infiltração são processados em condições porosas e calcárias e depois infiltrados com vidro de lantânio. Todos os blocos para cerâmica de infiltração são originários do sistema Vita In Ceram (Vita) e são oferecidos em três variações:

1. Vita In-Ceram Alumina (Al):

A.Adequado para coifas de coroas na região anterior e posterior, FPD de três unidades.

B. Estruturas na região anterior (Vult von Steyem et al 2001). [74]

2. Vita In-Ceram Zircónia (70% Al, 30% ZrO): Adequado para copings de coroa na região anterior e posterior, estruturas FDP de três unidades na região anterior e posterior.

3. VITA In-Ceram Spinell (MgAl):

Tem a translucidez mais elevada de todas as cerâmicas de óxido e é, por isso, recomendada para a produção de coifas de coroas anteriores altamente estéticas, em particular em dentes pilares vitais e no caso de pacientes jovens. No entanto, uma vez que as cerâmicas infiltradas oferecem uma estabilidade mecânica limitada em combinação com uma translucidez baixa, foram maioritariamente substituídas por dissilicato de lítio e cerâmicas de óxido

Desenvolvimentos futuros.

<u>Contorno da superfície oclusal</u>

Nos últimos anos, foram avaliadas diferentes possibilidades de criar superfícies noclusas através do computador. Com base em várias situações, foram sugeridas três possibilidades diferentes:

A partir de uma superfície oclusal adequada existente (natural ou restaurada) é efectuada uma digitalização da superfície oclusal antes da preparação e as imagens do estado inicial e pós-preparação da cavidade serão sobrepostas. O software necessário para este efeito já foi desenvolvido no departamento dos autores. Esta opção também foi incorporada no Cerec 2.75

No caso de defeitos de tamanho médio com cúspides remanescentes, existe a possibilidade de reconstruir outras tendências de cúspides, incluindo fissuras, através de CAD (Hermite Splines) (entretanto também incluído no Cerec 2).

Os defeitos extensos constituem o problema mais difícil. Neste caso, é necessário recorrer a uma base de dados de diferentes dentes com valores médios e adaptar a superfície oclusal, tendo em conta os antagonistas, através de CAD/CAM. No entanto, esta técnica ainda se encontra numa fase de desenvolvimento.

<u>Controlo de qualidade por análise de erros</u>

Quando o cálculo CAD do processo de retificação e os dados geométricos das restaurações estiverem disponíveis, podem ser efectuadas análises de erro em linha. Isto pode proporcionar um controlo de qualidade através da deteção de potenciais problemas. Por exemplo, se um inlay projetado ficar abaixo de uma espessura mínima especificada (dependendo do material utilizado), o sistema é capaz de fornecer um aviso de que podem existir áreas marginais sensíveis à fratura, reduzindo assim os erros de manuseamento.

<u>Preparação assistida por computador</u>

Um outro desenvolvimento interessante está atualmente em curso na Universidade de Frankfurt/Main (Alemanha) com o sistema CAM (Computer Aided Cavity) Uniquely. O sistema tenta tirar uma fotografia do dente após a remoção de cáries e preparação grosseira da cavidade e traçar as bordas da cavidade aproximadamente no ecrã. A partir daí, um programa calcula o contorno exterior da cavidade, estimando que uma determinada pedra cilíndrica é adequada para seguir o contorno sem problemas. No passo seguinte da preparação, o diamante com a peça de mão em ângulo reto será fixado na boca e a cavidade será completamente preparada, controlada por computador. No que diz respeito às coordenadas atualmente conhecidas, pode ser feito um inlay de cerâmica. Uma vez que muitos desenhos de cavidades se repetem nas extensões, é possível que existam alguns desenhos básicos de inlays e que o computador prepare uma cavidade adequada para o inlay e que corresponda ao tamanho do defeito em causa. Um problema imediato é o facto de, por vezes, se verificar uma perda adicional da estrutura do dente.

Importância para o dentista.

Nos últimos anos, a utilização da tecnologia CAD/CAM influenciou sobretudo os procedimentos de produção técnica dentária. Se ignorarmos a prótese de cadeira, o significado da tecnologia para o dentista não é imediatamente claro.

Nos últimos anos, a produção CAD/CAM expandiu claramente o acesso a materiais para próteses dentárias, permitindo o acesso a novos materiais cerâmicos com elevada fiabilidade. Os valores de estabilidade das cerâmicas de óxido de zircónio permitem, em muitas áreas de indicação, a utilização deste material como alternativa às estruturas metálicas para próteses permanentes.

A produção de próteses provisórias de longa duração tornou-se, graças à utilização de um enceramento virtual no computador, mais rápida, mais cómoda e mais previsível. Este método já foi implementado através de restaurações provisórias de longa duração geradas por computador, uma vez que podem ser modificadas, alterando a forma, de acordo com a satisfação funcional e estética do paciente durante uma fase de teste clínico. A produção da prótese definitiva também deve ser efectuada

A tecnologia CAD/CAM e representa apenas um processo de cópia da prótese provisória para a prótese definitiva com um material diferente.

Apesar de todas as vantagens destes novos métodos, os procedimentos de trabalho dos dentistas terão de ser adaptados aos métodos da tecnologia

CAD/CAM e de fresagem. Estes incluem preparações dentárias adequadas com a criação de uma margem de preparação contínua, que é claramente reconhecível pelo scanner, por exemplo, sob a forma de uma preparação com chanfro. Devem ser evitados preparos sem ombros e paredes paralelas. Com base nos conhecimentos actuais, recomenda-se um ângulo cónico de 4 a 10°. Subsecções e irregularidades na superfície do dente preparado, bem como a "criação de depressões", são reconhecidas por muitos scanners.

Além disso, os bordos incisivos e oclusais afiados devem ser arredondados. Os bordos afiados e pouco extensos, bem como os ombros de 90° numa restauração de cerâmica, podem resultar numa concentração de tensão; além disso, os bordos afiados não podem ser fresados com exatidão, utilizando moinhos arredondados no aparelho de fresagem[90]. O diâmetro da fresa mais pequena é de I mm na maioria dos sistemas, pelo que as estruturas mais pequenas do que I mm não podem ser fresadas com precisão. O resultado é um ajuste incorreto.

Uma preparação com ombro ou chanfro de 360 graus é considerada a geometria de preparação marginal adequada para restaurações de cerâmica pura produzidas por CAD/CAM. No caso das FPDs, os dentes do pilar não podem apresentar qualquer divergência.

A precisão de ajuste que pode ser alcançada com a ajuda dos sistemas CAD/CAM é relatada como sendo de 10-50 m na área marginal. Assim, as exigências da literatura relativamente à adaptação marginal de restaurações dentárias podem ser alcançadas com esta tecnologia. Além disso, este processo de produção atinge um padrão industrial que não tem de lidar com as variações das próteses produzidas manualmente.

Vantagens para os dentistas

Clinicamente, a capacidade de tratar previsivelmente um ou dois dentes usando cerâmica de alta qualidade com a conveniência de uma incursão operatória é uma vantagem distinta para os dentistas que têm ou consideram um sistema CAD/CAM. Essencialmente, através da automatização, estes sistemas reduzem o tempo necessário para completar um dos procedimentos mais demorados que os dentistas efectuam: a coroa unitária ou onlay.

Por exemplo, num consultório que utilize o CEREC 3D, o paciente chega e o dentista conclui a preparação da coroa (preparação de cerâmica padrão) ou onlay e, em seguida, utiliza uma câmara para captar imagens instantâneas digitalmente, tal como se utilizasse uma câmara "point and click", para registar uma impressão da preparação. O software do sistema pode juntar sucessivas imagens fixas para registar o máximo da arcada que se desejar. A informação é então renderizada virtualmente num monitor.

Uma restauração é concebida através de um processo "biogenérico" automatizado e patenteado. O processo biogenérico patenteado fornece propostas de restaurações consistentes que são anatomicamente corretas e com uma aproximação oclusal ao oponente. Ao contrário das versões anteriores do software, os esquemas de desenho oclusal, incluindo a intersecção de contacto com os dentes oponentes, são rapidamente estabelecidos com poucas alterações na morfologia em muitos casos. O desenho da restauração é gerado rapidamente, com pouca necessidade de intervenção adicional do operador. O tempo de desenho e a fresagem da restauração ocorrem em 10 minutos ou menos em muitos casos.

Utilizando blocos policromáticos para simular as propriedades ópticas dos dentes, a restauração é fresada na unidade do consultório. O operador trata a superfície do entalhe da restauração com ácido fluorídrico seguido de silano, o que melhora a "molhabilidade" e contribui para a formação de ligações covalentes entre a porcelana e a resina composta. Além disso, liga dióxido de silicone e metacrilatos à superfície da porcelana, que reagem com a resina composta para formar uma vedação estanque,

A(s) restauração(ões) é(são) então colocada(s) na boca do paciente e cimentada(s) adesivamente. Quer seja polida ou vidrada (à escolha do operador), a duplicação da natureza está facilmente ao alcance do consultório dentário, no limite de uma visita e sem a necessidade de provisórios. A poupança de tempo, a previsibilidade e a criação de valor para o paciente são óbvias e exatamente o que os pacientes de hoje pedem. Clinicamente, as restaurações mostram uma excelente adaptação marginal e uma estética bem recebida.

Para os médicos que não pretendem projetar e fabricar restaurações no consultório ou para situações em que é necessário apoio laboratorial, está disponível a tecnologia de moldagem digital para substituir a moldagem tradicional. O sistema de moldagem digital Cadent iTeroTM (The Cadent Co, Carlstadt, NJ) foi o primeiro dispositivo que permitiu aos dentistas efetuar digitalizações dos dentes e da mordida e transmitir este ficheiro de informação através da Internet para um laboratório parceiro da Cadent, onde a restauração física é criada a partir de um modelo sólido fresado a partir da informação digital.

O LavaTM Chairside Oral Scanner (C.O.S) (3M ESPE) é uma impressionante tecnologia sem moldes que utiliza a revolucionária tecnologia "3D-in-Motion" para captar imagens de vídeo contínuas enquanto a pequena câmara está em constante movimento, ao contrário dos métodos "point-and-click" utilizados pelo CEREC. A câmara capta automaticamente a imagem quando atinge a distância adequada dos dentes. O modelo virtual aparece em tempo real e é "cosido" de forma contínua num monitor de ecrã tátil, permitindo ao dentista manipulá-lo para visualização em três dimensões.

O dentista pode então criar uma receita digital e enviá-la eletronicamente para o laboratório para uma ponte ou coroa de zircónia Lava sem metal. Este sistema permitirá ao técnico de laboratório trabalhar virtualmente sem modelos ou convencionalmente com eles. A "arquitetura aberta" deste sistema dá-lhe o potencial para uma miríade de utilizações para além da sua intenção original. Para os clínicos que não querem sair das suas zonas de conforto, as vantagens são óbvias: grande parte do padrão tradicional do fluxo de trabalho é mantido com um procedimento familiar de dois visores, incluindo a cimentação tradicional. A eliminação da impressão física é uma mais-valia tanto para os dentistas como para os pacientes e, devido à aquisição eletrónica, não existem modelos para desinfetar, embalar e aguardar a recolha. Por último, a Sirona Dental Systems anunciou recentemente a capacidade (CEREC® Connect) de fazer preparações utilizando as suas técnicas comprovadas sem moldagem para transmitir digitalmente informações aos laboratórios que utilizam o CEREC inLab para a construção de restaurações com núcleo de zircónio e de contorno completo. Esta capacidade dá aos dentistas opções para restaurações no consultório e restaurações fabricadas em laboratório sem moldagem.

Em desenvolvimento há algum tempo e recentemente anunciado, o sistema E4D Dentist (D4D0 Technologies LLC, Dallas, TX) também promete outra variante no consultório para o dentista (a ligação do laboratório está disponível no momento da redação deste artigo). Embora ainda não existam dados clínicos disponíveis sobre este sistema, uma coisa deve ser clara: o digital está em todo o lado e as escolhas, em termos de técnicas no consultório ou fora dele, estão a tornar-se difusas. "Em termos simples, o mundo da medicina dentária mudou. Tal como a automatização e as máquinas transformaram quase todas as indústrias, a tecnologia também está a mudar a medicina dentária. Muitos dentistas já estão a utilizar laboratórios digitais sem sequer o saberem. Este negócio de mão de obra intensiva está a ser transformado, é certo, haverá custos de capitalização, mas os benefícios serão consideráveis.

Algumas das vantagens que os dispositivos digitais oferecem são a capacidade de eliminar as más impressões, reduzir os custos e proporcionar resultados previsíveis. Embora a tecnologia, por si só, não possa melhorar uma técnica deficiente, os métodos operatórios corretos, juntamente com o CAD/CAM e outras tecnologias, podem facilitar a vida dos técnicos e tornar os laboratórios mais rentáveis. Os pacientes ficarão mais satisfeitos e os resultados do tratamento serão melhorados. Embora as máquinas não possam substituir um par de boas mãos, podem certamente aumentá-las. Com sistemas comprovados, como o CEREC, o Lava C.O.S. e outros, não é uma questão de os dentistas se tornarem digitais.

Deficiências do CAD/CAM

Comparando as técnicas de cópia dos sistemas CAD/CAM modernos com os sistemas cerâmicos anteriores, que foram utilizados de forma construtiva-modeladora, podem ser confrontadas várias vantagens e desvantagens. As principais desvantagens dos sistemas CAD/CAM, referidas repetidamente pelos profissionais, são a menor precisão de ajuste dos inlays e a criação insuficiente da superfície oclusal com Cerec[93] . No entanto, as investigações do Celay e do Cerec 2 mostram que, com uma preparação exacta, os técnicos dentários podem produzir uma precisão comparável à das incrustações de cerâmica (cerca de 50-100pm). Se existirem margens de preparação indistintas, o técnico dentário é superior aos sistemas CAD/CAM (especialmente no que diz respeito ao Cerec). A oclusão pode ser produzida por meio de técnicas de cópia, por exemplo, muito bem com Celay e também em alto grau com Cerec 2, enquanto detalhes como fissuras laterais não podem ser retificados com Cerec 2. [79]

Com os sistemas CAD/CAM, a preparação é parcialmente mais exigente. Para que um processo de software funcione sem problemas, como por exemplo a deteção automática das margens da cavidade com o algoritmo "edge finder", é necessária uma margem de preparação precisa. Com o fabrico subtrativo de restaurações[94] , os ângulos internos da restauração, possivelmente acentuados, não podem ser trabalhados em pormenor com instrumentos de retificação de um determinado tamanho.

2. Para além disso, existiam limitações específicas com o Cerec 1 no que diz respeito aos requisitos durante a preparação para produzir um inlay. A mó de retificação limitou a aplicação clínica em várias situações. As extensões vestibulares, por exemplo, não podem tornar-se mais largas a nível vestibular, uma vez que, de outra forma, ocorreriam cortes inferiores não rectificáveis. Restrições semelhantes aplicavam-se a preparações de ombro na substituição de cúspides. Estas limitações já não existem com o Cerec 2 devido à mó cilíndrica adicional.

3. Os custos de aquisição dos sistemas subtractivos excedem geralmente os dos sistemas cerâmicos convencionais. Os custos laboratoriais dos inlays de cerâmica fabricados por técnicas subtractivas são, na Alemanha, ligeiramente inferiores aos dos inlays fabricados convencionalmente por técnicos dentários. Uma sondagem de opinião dos utilizadores da Cerec realizada pela Associação Alemã de Dentisteria Restauradora Assistida por Computador revelou que 88% gostavam de trabalhar com a Cerec. Atualmente, o entusiasmo dos dentistas pelo CAD/CAM desempenha um papel importante na decisão de comprar uma unidade deste tipo.

CAPÍTULO 5

Resumo

Resumo

O advento da computação gráfica e do CAD-CAM revolucionou a medicina dentária. Atualmente, é possível fornecer o equivalente a uma restauração em gesso numa única consulta. Estão a ser desenvolvidos vários sistemas, cada um com caraterísticas e vantagens diferentes. Alguns permitem que o clínico se envolva ativamente no processo de desenho, outros permitem uma automatização completa, libertando o clínico para outras tarefas.

Alguns utilizam tecnologias semelhantes às que já são utilizadas em medicina dentária, outros utilizam tecnologias de ponta em engenharia ou fabrico, mas não em medicina dentária. Alguns aspectos, como as "impressões" ópticas, são bastante sensíveis à técnica. Outros, como o digitalizador DentiCAD, são indulgentes e fáceis de utilizar. Alguns sistemas são fáceis de utilizar; outros requerem utilizadores especializados. Alguns são inicialmente caros, enquanto outros são relativamente mais baratos.

Estão a ocorrer mudanças empolgantes na produção de restaurações. Os sistemas CAD CAM estão disponíveis e estão continuamente a ser introduzidos mais. Os médicos devem decidir se e quando é rentável integrar esta tecnologia na sua prática e qual o melhor sistema para a sua prática.

Os resultados obtidos devem ser analisados com cautela, mas a extraordinária velocidade de desenvolvimento desta tecnologia na indústria afirma que ela será rápida e definitivamente aceite na profissão de dentista. A sua evolução futura poderá ser espetacular, tendo em conta as suas inúmeras possibilidades.[80]

Bibliografia

BIBLIOGRAFIA

1. Taiji Sobmura, IunzoTakahashi.Utilização do sistema CAD/CAM para o fabrico de próteses dentárias. Parte 1: CAD para uma restauração de coroa clínica The International Journal of Prosthodontics Number 3,1995:252-258.

2. Harry Denissen, Alma Dozi, Jef van der Zel, Marinus van Waas. Adaptação marginal e desempenho clínico a curto prazo de cicero, cerec e proceraonlays revestidos a porcelana. the journal of prosthetic dentistry volume 84 número 5;506-513.

3. Albert Mehl,Karl-Heinz Kunzelmann,MatthiasFolwaczny,Reinhard Hickel Efeitos de estabilização de restaurações de cerâmica CAD/CAM em cavidades MOD alargadas J Adhes Dent 2004; 6:239-245.

4. Sven Reich,Manfred Wichmann, Emeka Nkenke,PeterProesche Adaptação clínica de próteses parciais fixas de três unidades em cerâmica pura, criadas com três sistemas CAD/CAM diferentesEuropean Journal Oral Sciences 2005; 113: 174-179.

5. M. Herrguth, M.Wichmann& S. Reich A estética das coroas de cerâmica pura folheadas e monolíticas CAD/CAM. Journal of Oral Rehabilitation 2005; 32; 747-752.

6. Carl J. Drago, Thomas Peterson Tratamento de um paciente edêntulo com tecnologia CAD/CAM: Um Relatório Clínico Journal of Prosthodontics 2007 Vol 16; No 3; 200-208.

7. Paolo Vigolo, Dr Odont, & Fulvio Fonzi Uma avaliação in vitro da adaptação de próteses parciais fixas de quatro unidades em cerâmica à base de óxido de zircónio, criadas com três sistemas CAD/CAM diferentes, antes e depois dos ciclos de queima da porcelana e depois dos ciclos de glaze. Journal of Prosthodontics 2008;17; 621-626.

8. Florian Beuer, Bastian Steff, Michael Naumann, John A. Sorensen Capacidade de suporte de carga de próteses parciais fixas de três unidades em cerâmica pura com diferentes materiais de estrutura fabricados por desenho assistido por computador (CAD) e fabrico assistido por computador (CAM). Europe Journal of Oral Sciences 2008; 116: 381-386.

9. Philip L. Tan, David G. Gratton, Ana M. Diaz-Arnold & David C. Holmes

Uma comparação in vitro dos espaços marginais verticais das restaurações de titânio CAD/CAM e de gesso convencional. Journal of Prosthodontics 2008; 17; 378-383.

10. Moustafa N. Aboushelib, Marcel de Kler, Jef M. van der Zel, AlbertJFeilzer.Microtensile Bond Strength and Impact Energy of Fracture of CAD-Veneered Zirconia Restorations Journal of Prosthodontics 18 (2009) 211-216.

11. Kyu-Bok Lee, Charn-Woon Park, Kyo-Han Kim, Tae-Yub Kwon Adaptação interna e marginal de coroas totalmente em cerâmica fabricadas com dois sistemas CAD/CAM diferentes Dental Materials Journal. maio de 2008, Vol. 27, Edição 3, p422-426.

12. Julia-Gabriels Wittneben,Robert F. Wright, Hans-Peter Weber, German O. Gallucci A Systematic Review of the Clinical Performance of CAD/CAM Single-Tooth Restorations. O Jornal Internacional de Dentisteria Protética, 2009:22; 5:466-471.

13. Joao Carlos Sampaio Fernandes, Andre Ricardo, Maia Correia b Jorge, Andre Cardoso a Pedro Ferras da Silva, Fernandes a Tiago, Coutinho Almeida a Miguel, Goncalves Pinto Coroas de zirconia sinterizada totalmente em cerâmica CAD-CAM para a reabilitação oral de um caso de amelogénese imperfeita. Rev. odontoscience 2009;24(3):323- 326.

14. Jianxiang Tao, DongweiHan. O efeito da curvatura da linha de acabamento na adaptação marginal de coroas CAD/CAM totalmente em cerâmica e coroas em metal-cerâmica Quintessence International 2009; 2 Volume 40; Número 9; outubro de 2009.

15. M. Kibi, T. Ono, J. Dong, K. Mitta, T. Gonda & Y. Maeda Desenvolvimento de um sistema CAD RPD com análise de tensão por elementos finitos Journal of Oral Rehabilitation 2009; 36; 442-450

16. Gregori M Kurtzman Implante CAD/CAM: Exatidão, durabilidade e precisão International Journal of Oral Implantology and Clinical Research, 2010;1(3):137-139.

17. Arne F. Boeckler, HeejeLee, AndreaPsoch, & Juergen M. Setz,, Observação Prospetiva Habil de Próteses Parciais Fixas de Titânio-Cerâmica

CAD/CAM: Acompanhamento de 3 anos Journal of Prosthodontics 19 (2010) 592-597.

18. Andreas Ender & Werner H. Mormann & Albert Mehl Eficiência de um modelo matemático na geração de coroas parciais CAD/CAM com morfologia de dentes naturais Clin Oral Invest (2011) 15:283-289.

19. Alireza Keshvad, Tabassom Hooshmand, Farokh Asefzadeh, ForooghKhalilinejad,Mohammad Alihemmati, & Richard Van Noort. Marginal gap, ajuste interno e carga de fratura de inlays de cerâmica reforçada com leucite fabricados por cerecinlab e técnicas de prensagem a quente. Journalof Prosthodontics 20 (2011) 535-540.

20. Philipp Kohorst, Janet Junghanns, Marc P. Dittmer, Lothar Borchers & Meike Stiesch Diferentes rotas de processamento CAD/CAM para restaurações de zircónia: influência na precisão do ajuste Clin Oral Invest 2011; 15;527-536.

21. Masayuki Takaba, Shinpei Tanaka, Yuichi Ishiura, & Kazuyoshi Baba Próteses dentárias fixas suportadas por implantes com coroa de porcelana fabricada em CAD/CAM e estrutura à base de zircónia Journal of Prosthodontics 2013; 22; 402-407.

22. Thomas V. Carnaggio, Robert Conrad, Robert L. Engelmeier, Peter Gerngross, Rade Paravina, Leticia Perezous e John M. Powers. Retenção de pilares de implantes pré-fabricados CAD/CAM All-Ceramic Crownson: Um estudo comparativo in vitro de agentes de cimentação e área de superfície do pilar Journal of Prosthodontics. (2012); 21; 523-528.

23. Bogna Stawarczyk& Andreas Ender & Albert Trottmann& Mutlu ozcan& Jens Fischer & Christoph H. F. Hammerle Load-bearing capacity of CAD/CAM milled polymeric three-unit fixed dental prostheses: Efeito dos regimes de envelhecimento.Clin Oral Invest (2012) 16:1669

24. Dr. Manoj Varma,Dr. Lavanya Varma Dr. Prateek Agrawal, prótese completa fabricada em CAD- CAM. Uma espreitadela no futuro O seu guia no caminho da medicina dentária GUIDENT abril de 2013.

25. M. Schmitter, D. Mueller & S. Rues. Comportamento de lascamento in vitro de coroas totalmente em cerâmica com uma estrutura de zircónia e

revestimento feldspático: comparação do revestimento produzido por CAD/CAM com o revestimento em camadas manual. Jornal de Reabilitação Oral 2013 40; 519-525.

26. Aris Petros D. Tripodakis, Herakles C. Gousias, Panagiotis D. Andritsakis, Eirini A. Tripodaki Avaliação de abordagens alternativas na conceção de estruturas CAD/CAM para próteses parciais fixas The European Journal Of Esthetic Dentistry 2013 :8:4;546-556.

27. Vojdani M.a, Torabi K.a, FarjoodE.b, Khaledi AAR A Comparação do ajuste marginal e interno de coifas metálicas fundidas a partir de padrões de cera fabricados por CAD/CAM e técnicas convencionais de enceramento. J Dent Shiraz Univ Medical Science, Sept. 2013; 14(3): 118

28. Adam Hamilton, Roy B. Judge Joseph E. Palamara,Christopher Evans Avaliação da adaptação de pilares CAD/CAM The International Journal of Prosthodontics Volume 26, Número 4, 2013 370-380.

29. Stefan Schultheis & Joerg R. Strub & Thomas A. GerdsPróteses dentárias fixas monolíticas e bicamadas CAD/CAM de dissilicato de lítio versus metal-cerâmica: Comparação de cargas de fratura e modos de falha após fadiga .Clin Oral Invest (2013) 17:1407-1413.

30. Jeremias Hey & Florian Beuer & Tobias Bensel & Arne F. Boeckler Prótese dentária fixa em metal-cerâmica com estruturas fabricadas em CAD/CAM: Resultados clínicos de 6 anos. Clin Oral Invest (2013) 17:14471451.

31. Petra C. Guess, Christian F. Selz, Yann-NiclasSteinhart.Susanne Stampf, Joerg R Strub,Estudo clínico prospetivo de boca dividida de restaurações de cobertura parcial totalmente cerâmicas prensadas e CAD/CAM: 7-Year Results Int J Prosthodont 2013;26:21-25.

32. Jan-Frederik Guth& Jan Wallbach& Michael Stimmelmayr& Wolfgang Gernet & Florian Beuer & Daniel Edelhoff. Avaliação assistida por computador de preparações para coroas totalmente em cerâmica fabricadas em CAD/CAM. Clin Oral Invest (2013) 17:1389-1395.

33. Leonello Biscaro, Roberto Bonfiglioli, Massimo Soattin, & Paolo Vigolo.An In Vivo Evaluation of Fit of Zirconium-Oxide Based Ceramic Single Crowns,

Generated with Two CAD/CAM Systems in Comparison to Metal Ceramic Single Crowns Joumal of Prosthodontics 22 (2013) 36-41.

34. Petra C. Guess, Thaleia Vagkopoulou, Yu Zhang Martin, Wolkewitz, Joerg R. Strub Ajuste marginal e interno de onlays de cerâmica pura fabricados por prensagem a quente versus CAD/CAM após exposição a fadiga termomecânica journal of dentistry; 2014; 42; 199-209.

35. Theodoros Kapos, Christopher Evans Tecnologia CAD/CAM para pilares de implantes, coroas e superestruturas; The International Journal of Oral & Maxillofacial Implants ;2014 ;29; 117-136.

36. James Klim Inovação em Medicina Dentária: Procedimentos de restauração CAD/CAM Uma publicação revista por pares www.incedce.com.

37. Takashi Miyazaki, Yasuhiro Hotta, Jun Kunil, Soichi Kuriyama e Yukimichi Tamaki. Uma revisão do CAD/CAM dentário: estado atual e perspectivas futuras após 20 anos de experiência. Dent Mater J 2009; 28(1): 44-56.

38. Michael Freedman Frank Quinn Michael O'Sullivan. Restaurações CAD/CAM unitárias: uma revisão da literatura Jornal da Associação Dentária Irlandesa Volume 53: 38-45,

39. Cimeira Makkar Sri Devi Kaul. Cerâmica CAD/CAM em medicina dentária; uma visão interna Indian J Stomatol 2012;3(2) 119-22.

40. Sneha S.Iviantri Abhilasha S. Bhasin. CAD/CAM em restaurações dentárias: An Overview Vol.-I Issue 3 July-Sept. 2010 Annuals and essences Of Dentistry.

41. CAD/CAM em medicina dentária: uma visão geral. Fonte Wikipedia. Www. CadcamOverview.In

42. Mick Ivan de Sousa Muianga. Dispositivo estabilizador de captura de dados para o cereccad/cam

43. Gildo Coelho Santos Jr,n Maria Jacinta Moraes Coelho Santos n Amin S. Rizkalla Dalia A. Madani, n Omar El-Mowafy. Visão geral do sistema CEREC CAD/CAM chairside janeiro/fevereiro de 2013 Medicina Dentária Geral. www.agd.org

44. Yoshinobu Maeda, Michio Yamada, Takashi Nokubi, Sadami Tsutsumi, Testuo Urabe Aplicação clínica do sistema DCS Precident CAD/CAM.

45. Desenho Assistido por Computador para Des presidente fonte Wikipedia www. Dos.com

46. Conceber coifas para próteses parciais fixas www. Des systems.com

47. O sistema Celay da MikronaTechnologie, Spreitenbach, Suíça www.Celay in org.in

48. O sistema Procera (Nobelpharma Inc. Goteborg, Suécia) www. Procera systems.com

49. Markus biatzfolders da universidade de nova iorque noble procera tomorrow's today technology brochure.

50. Jef M. Vander Restaurações de cerâmica fundida em metal com um novo sistema Cad/ CamQuintessence International Vol 24, No. 11, 1993

51. Computer-Integrated Ceramic Reconstruction portal de acesso a informações dentárias www.Dental xs. Com

52. Fabrico assistido por computador de restaurações dentárias. O Bioconceito Sopha.

53. Sistemas Opticast. Www. Sopha Systems .In

54. Lava™ Chairside Oral Scanner Sistema de Impressões Digitais C.O.S. www.3mespe.com/LavaCOS

55. Lava™ Chairside Oral Scanner C.O.S. future in Motionbrochura.

56. O scanner de moldagem digital de cadeira iTero. www. Itero systems.com

57. Sistemas Cadcam para laboratórios. Sistemas Cad Cam Dental. Www. Cadcamlab.Com

58. Perng-Ru Liu e Milton E. Essig. Um Panorama dos Sistemas de Restauração CAD/CAM Dentários Compêndio outubro de 2008-Volume 29, Número 8.

59. O sistema Dux System Titan (Dental Allschwill, Suíça). Um manual de introdução aos sistemas Dux.

60. O sistema DentiCAD (BEGO, Bremen, Alemanha e DentiCAD, Waltham Mass, EUA. www.Denticad.in.org

61. Going Head To Head On Cad/Cam Journal Of Dental Technology maio de 2011 Sistema de fresagem Bruxzir Fabricante: Glidewell Laboratories Sítio Web: www.Glidewelldental.Com.

62. Sistema CAD/CAM Cercon Fabricante: DENTSPLY www.prosthetics.dentsply.com

63. Série Desktop Fabricante: B&D Dental Distribuidor: B&D Dental Web Site:Www.Origincadcam.Com

58. Perng-Ru Liu e Milton E. Essig. Um Panorama dos Sistemas de Restauração CAD/CAM Dentários Compêndio de outubro de 2008-Volume 29, Número 8.

59. O sistema Dux System Titan (Dental Allschwill, Suíça). Um manual de introdução aos sistemas Dux.

60. O sistema DentiCAD (BEGO, Bremen, Alemanha e DentiCAD, Waltham Mass, EUA. www.Denticad.in.org

61. Going Head To Head On Cad/Cam Journal Of Dental Technology maio de 2011 Sistema de fresagem Bruxzir Fabricante: Glidewell Laboratories Sítio Web: www.Glidewelldental.Com.

62. Sistema CAD/CAM Cercon Fabricante: DENTSPLY www.prosthetics.dentsply.com

63. Série Desktop Fabricante: B&D Dental Distribuidor: B&D Dental Web Site:Www.Origincadcam.Com

64. HP DDP® (Impressão Dentária Digital) Fabricante: EnvisionTEC Distribuidor: Zahn Dental Sítio Web: www.zahndental.com

65. Moinho 200 Fabricante: Bien-Air Laboratory Distribuidor: Laboratório Bien-Air Sítio Web:

66. Sítio Web do Presidente da Dcs Www.DcsCadcam Systems. Com

67. Centro de Produção (Biodentis) . Www. Satellite Scanners.Com

68. Uma inovação nos sistemas Cad/Cam dentários Www. Noblesystems.Com

69. Amann Girbach Ceramill Map 100, Ceramill Map 300, Ceramill Motion

70. Revista Internacional de Tecnologia Dentária Volume 13 08/2012

71. Ceramill Mind & Match Software CeramillSintron Blanks CeramillSintron Website Www.Amannginbach.Com.

72.StraumannCad/Camwww.Cad/CamMaterials.Com Www.Amannginbach.Com

73. Ips Empress Cad Multi (IvoclarVivadent)]Www.Ivoclar.Com

74. Vult Von Steyern .Estruturas na região anterior Www.CadInceram.Com

75. Cerec 2 Variações Oclusais Sistemas InCad/Cam. Www. Cerec Systems.com

76. Preparação do bisel invertido fazendo a borda de preparação pelo software CAD. http:www.nature.com/bdj

77. O sistema de impressão digital Cadent iTero™ (The Cadent Co, Carlstadt, NJ) www. Itero Ssystems.com

78. O sistema E4D Dentist (D4D Technologies LLC, Dallas, TX) Www. D4dTechnologies.com

79. Defeitos na câmara de vídeo Fonte Wikipedia Www. Cad/Camdefects.Com

80. Revolução na Odontologia.Cad/Cam Novas Tecnologias Fonte Www. Cadtech.Coms

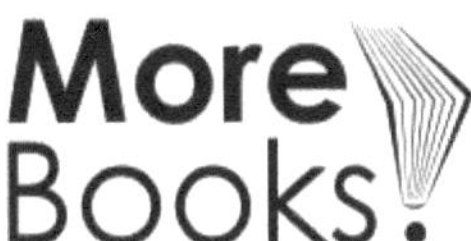

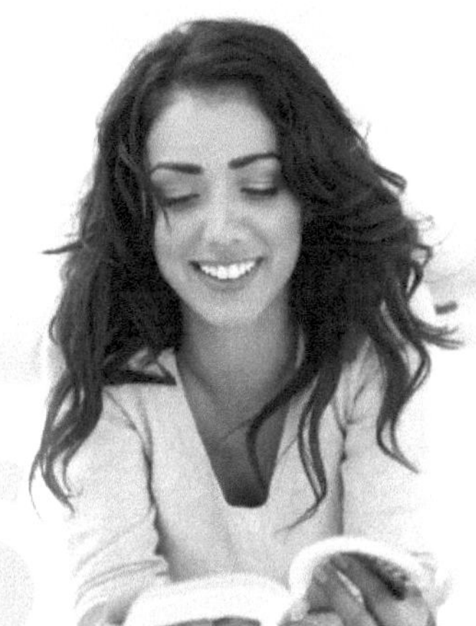

I want morebooks!

Buy your books fast and straightforward online - at one of world's fastest growing online book stores! Environmentally sound due to Print-on-Demand technologies.

Buy your books online at
www.morebooks.shop

Compre os seus livros mais rápido e diretamente na internet, em uma das livrarias on-line com o maior crescimento no mundo! Produção que protege o meio ambiente através das tecnologias de impressão sob demanda.

Compre os seus livros on-line em
www.morebooks.shop

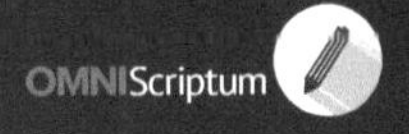

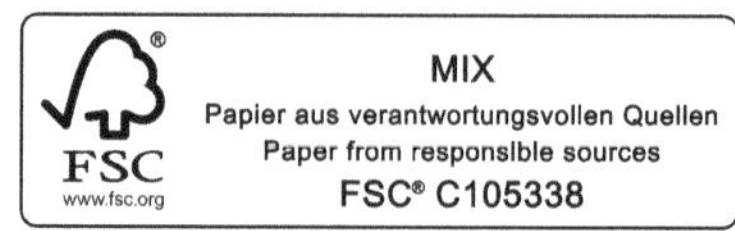

Printed by Books on Demand GmbH, Norderstedt / Germany